牙髓与牙周病变
Endodontic-Periodontal Lesions

多学科临床循证诊疗
Evidence-Based Multidisciplinary
Clinical Management

牙髓与牙周病变
Endodontic-Periodontal Lesions

多学科临床循证诊疗
Evidence-Based Multidisciplinary Clinical Management

（以）伊戈尔·采西斯（Igor Tsesis）

（以）卡洛斯·E. 涅姆科夫斯基（Carlos E. Nemcovsky）

主编

（以）约瑟夫·尼桑（Joseph Nissan）

（以）埃亚尔·罗森（Eyal Rosen）

主译　刘　贺　夏凌云

主审　沈　雅

北方联合出版传媒（集团）股份有限公司

辽宁科学技术出版社

沈　阳

图文编辑

杨 帆 刘 娜 张 浩 刘玉卿 肖 艳 刘 菲 康 鹤 王静雅 纪凤薇 杨 洋

图书在版编目（CIP）数据

牙髓与牙周病变：多学科临床循证诊疗 /（以）伊戈尔·
采西斯（Igor Tsesis）等主编；刘贺，夏凌云主译. —沈阳：
辽宁科学技术出版社，2023.7

ISBN 978-7-5591-3024-2

Ⅰ．①牙⋯ Ⅱ．①伊⋯ ②刘⋯ ③夏⋯ Ⅲ．①牙髓病—
诊疗②牙周病—诊疗 Ⅳ．①R781.3②R781.4

中国国家版本馆CIP数据核字（2023）第089939号

出版发行：辽宁科学技术出版社
　　　　　（地址：沈阳市和平区十一纬路25号 邮编：110003）
印 刷 者：凸版艺彩（东莞）印刷有限公司
经 销 者：各地新华书店
幅面尺寸：210mm × 285mm
印 　 张：11.25
插 　 页：4
字 　 数：225千字
出版时间：2023年7月第1版
印刷时间：2023年7月第1次印刷
策划编辑：陈 刚
责任编辑：金 烁
封面设计：袁 舒
版式设计：袁 舒
责任校对：李 霞

书 　 号：ISBN 978-7-5591-3024-2
定 　 价：198.00元

投稿热线：024-23280336
邮购热线：024-23280336
E-mail:cyclonechen@126.com
http://www.lnkj.com.cn

主译简介
Chief Translators

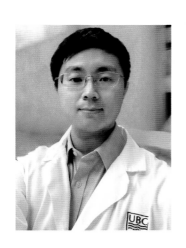

刘 贺

工作单位：加拿大英属哥伦比亚大学牙医学院牙体牙髓系。

个人简介：加拿大英属哥伦比亚大学牙医学院牙体牙髓系牙医学博士项目、牙髓专科医师培训项目临床、科研指导教师。主要研究领域为口腔生物材料、先进牙科技术和临床研究。担任生物材料领域顶级学术期刊《Bioactive Materials》（IF：16.874）编委、社交媒体编委、客座编辑。美国牙髓专科医师学会会刊《Journal of Endodontics》科学顾问委员会成员。《Frontiers in Dental Medicine》专题主编。20余本SCI学术期刊审稿人。2020—2023年在《Bioactive Materials》《Journal of Dentistry》《Journal of Endodontics》等学术期刊上发表SCI论文20余篇。主译学术著作《牙髓病学：生物学与临床视角》《临床牙髓再生技术》《微创牙髓治疗技术》《根管再治疗》。

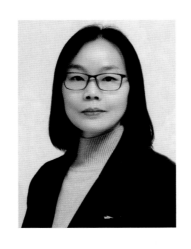

夏凌云

工作单位：湖北医药学院附属太和医院口腔医学中心。

个人简介：科室主任，口腔医学博士。毕业于武汉大学口腔医学院。曾赴加拿大英属哥伦比亚大学牙医学院访问。近年来在《Journal of Dental Research》《Journal of Endodontics》等学术期刊上以第一作者身份发表论文多篇。主译学术著作1部，副主译学术著作1部。

主审简介
Chief Reviewer

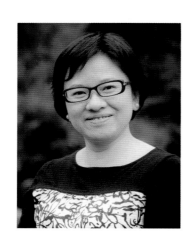

沈 雅

工作单位：加拿大英属哥伦比亚大学牙医学院牙体牙髓系。

个人简介：教授，博士生导师。加拿大英属哥伦比亚大学牙医学院牙体牙髓系主任，国际交流部主任。曾担任《Visual Endodontics》共同主编、《Endodontic Topics》副主编，现担任《Bioactive Materials》副主编、《Frontiers in Dental Medicine》副主编、《International Endodontic Journal》编委、《Journal of Endodontics》科学顾问委员会成员。国际权威教科书《Ingle's Endodontics（第7版）》《Textbook of Endodontology（第3版）》编委。发表SCI论文190余篇。

审译者名单
Reviewer & Translators

主 审

沈 雅　加拿大英属哥伦比亚大学牙医学院

主 译

刘 贺　加拿大英属哥伦比亚大学牙医学院

夏凌云　湖北医药学院附属太和医院

副主译

宿凌恺　浙江大学医学院附属口腔医院

张 晶　济宁医学院附属医院

喻 健　武汉大学口腔医院

姜焕焕　无锡口腔医院

译 者

刘 贺　加拿大英属哥伦比亚大学牙医学院

张 晶　济宁医学院附属医院

姜焕焕　无锡口腔医院

夏凌云　湖北医药学院附属太和医院

盛旭燕　浙江大学医学院附属口腔医院

袁 健　浙江大学医学院附属口腔医院

郝 晶　杭州口腔医院

宿凌恺　浙江大学医学院附属口腔医院

喻 健　武汉大学口腔医院

目录
Contents

扫一扫即可浏览
参考文献

第1章 牙髓–牙周病变概述

Lesions of Endodontic Periodontal Origin

Igor Tsesis, Carlos E. Nemcovsky, Joseph Nissan, Eyal Rosen

自从Cahn[1]在20世纪初（1927年）首次提出"牙髓–牙周病变"这一术语以来，牙髓组织退行性变化和牙周病之间的相关性，无论是在理论研究还是临床实践方面，都一直存在争议。此后，学者们针对这一主题开展了大量研究。Simring和Goldberg于1964年发表了最早的一项相关研究[2]，他们认为牙髓病与牙周病是导致牙髓坏死的主要原因（超过50%）[2-3]。

在接下来的几年中，对于"牙髓–牙周病变"，学者们提出了很多种相关的病因、定义、分类以及治疗方案。因此，"牙髓–牙周病变"的相关争议仍持续不断。

由于牙髓病和牙周病之间的密切关系，Weine（1972）[4]认为牙髓病实际上是一种"位于根尖周围的牙周病"。然而，这一术语与其他学者提出的很多术语一样，并没有得到普遍认可。

对于"牙髓–牙周病变"，无论是否有准确定义以及特定分类，这些"牙髓–牙周病变"与牙髓病、牙周病的病因如出一辙。然而，由于牙髓–牙周病变的性质和发病机制，牙髓病变导致的牙髓–牙周病变不同于牙周病变导致的牙髓–牙周病变。前者的病因大部分（尽管不是全部）是牙髓来源，后者的病因仅为牙周来源。

根管感染是根尖周炎的主要病因[5]。根尖周炎会扩散到根尖周组织和牙周膜间隙[6]。

另外，牙周病会累及边缘牙周组织并导致支持组织的进行性丧失[7]。虽然两者的病因都是细菌，但是具有不同的临床表现[8-11]。

龋病、外伤或大范围修复治疗等原因可能会导致牙髓疾病在牙髓受累的情况下开始，其临床体征和症状包括冷、热刺激敏感，以及对牙齿硬组织损伤的影像学表现。如果不进行处理，可能导致牙髓感染以及X线片上可见的根尖周骨质破坏（图1.1）。以上过程中患牙可能没有任何症状，或伴慢性或急性化脓性反应[12]。

细菌感染是牙周病的主要病因[13-14]。牙周致病牙菌斑与牙根表面的牙结石一起导致牙龈边缘炎症，炎症可进展至更深层的牙周支持组织。来自牙菌斑的内毒素与炎症介质共同导致牙龈结缔组织、

I. Tsesis (✉) · E. Rosen
Department of Endodontology, School of Dental Medicine, Tel Aviv University, Tel Aviv, Israel

C. E. Nemcovsky
Department of Periodontology and Implant Dentistry, The Maurice and Gabriela School of Dental Medicine, Tel Aviv University, Tel Aviv, Israel
e-mail: carlos@tauex.tau.ac.il

J. Nissan
Department of Oral Rehabilitation School of Dental-Medicine, Tel Aviv University, Tel Aviv, Israel
Rabin Medical-Center, Belinson Hospital, Petah-Tikva, Israel

© Springer Nature Switzerland AG 2019
I. Tsesis et al. (eds.), *Endodontic-Periodontal Lesions*, https://doi.org/10.1007/978-3-030-10725-3_1

牙周膜和牙槽骨的破坏[15]（图1.2）。

根管腔与边缘牙周组织之间的解剖学交通可以使牙髓病或牙周病进展为牙髓–牙周联合病变。

根管腔与边缘牙周组织之间存在多种形式的交通[8,11,16-23]。主根管开口（根尖孔）是感染牙髓与牙周组织之间的主要通道。此外，开放的牙本质小管和侧支根管中可能含有细菌，有可能成为细菌感染的途径[8,11,16-23]（图1.3）。此外，各种病理状况，例如根折、穿孔、牙根吸收、解剖变异，也可能成为细菌感染的途径[24]。通过这些交通，根管腔中的细菌感染边缘牙周组织，反之亦然[2,5,10,15,25]。

牙髓–牙周病变具有独特的病因和发病机制。对于这些临床诊疗难度较大的病例，医生需要重视治疗方案的制订以及患牙预后。

牙髓病的治疗主要通过去除根管中的细菌感染并预防再感染[26]。

然而，对于牙周病患牙，细菌位于龈沟和牙周袋中裸露的根面上[8-9,14-15,25]。因此，牙周病的治疗原则不同于牙髓病，主要包括去除牙菌斑和牙结石，恢复根面的生物相容性，可与牙周再生术相结

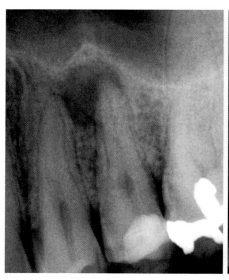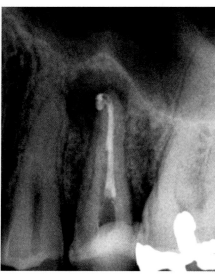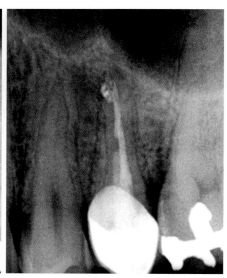

图1.1　该患者上颌第二前磨牙叩诊敏感。术前X线片显示患牙冠部存在大范围修复体，根尖周可见明显的低密度影（左图）。根管治疗后即刻拍摄的X线片（中间图）。术后1年随访，根尖周病变已愈合（右图）。

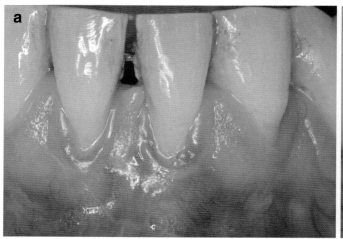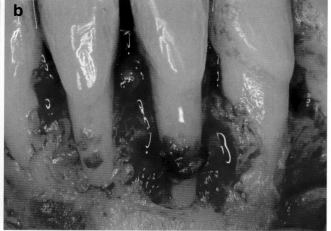

图1.2　（a）下颌前牙伴严重的牙周病，可见牙龈退缩和深牙周袋。（b）翻瓣后，可见位于牙根表面的牙结石，大量牙周支持组织丧失。

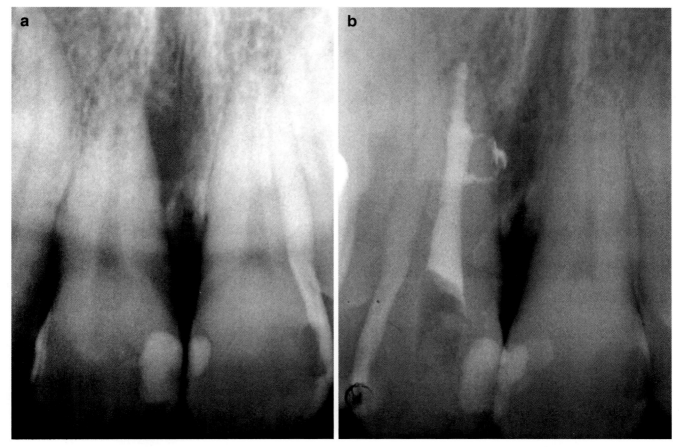

图1.3 （a）该上颌中切牙牙髓已坏死，伴根尖周病变。（b）根管充填后，可见主根管和根尖周病变之间的侧支根管。

合，以促进牙周支持组织的恢复[27]（图1.4）。

　　由于牙周病和牙髓病可能具有相似的临床及影像学表现，有时难以区分，因此牙髓–牙周病变的诊断可能较为困难。此外，如果牙髓病和牙周病同时发生，可能会使诊断和治疗更为复杂，并且影响患牙预后。

　　虽然在大多数情况下，牙周病和牙髓病临床表现具有显著差异；但是在某些情况下，当患牙的体征和症状模糊不清时，使最后的诊断变得非常复杂，可能导致治疗方案选择错误[8,23,28–29]（图1.5）。

　　误诊以及随后治疗方案的选择错误最终可能导致拔牙[28,30–31]。目前，已有大量文献为牙髓–牙周病变的诊断和治疗提供了可选的方案[32]。

　　当牙髓–牙周病变患牙经过治疗后，恰当的修复治疗方案对于患牙的预后至关重要。

　　牙髓病、牙周病与修复治疗密切相关。任何一种修复治疗都可能导致一定程度的牙髓损伤，同时不良修复体可能导致牙周受累[4]。此外，所有已经接受根管治疗的牙齿都需要某种类型的冠修复，并且在牙齿硬组织严重缺损的情况下，甚至可能需要手术治疗。因此，由于治疗预后并不明确，牙髓–牙周病变患牙的修复治疗难度较大，而牙体结构的保存、恰当的修复材料和技术的选择对于远期疗效至关重要。在完成根管治疗后，应及早进行直接或间接的永久修复，因为冠方封闭是牙髓–牙周病变治疗期间和术后影响牙齿存留的重要因素之一。

　　如上所述，"牙髓–牙周病变"这一主题涉及牙医学的多个学科。

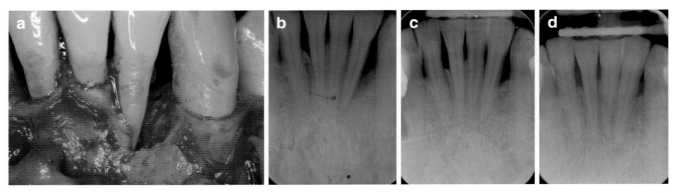

图1.4 （a，b）下颌前牙的临床和影像学检查显示牙周支持组织丧失，特别是在32远中面。（c）使用釉基质蛋白衍生物（EMD）进行牙周再生治疗。术后1年随访拍摄的X线片显示大多数患牙丧失的牙周支持组织已明显恢复，特别是32远中可见大量骨质充填。（d）牙周手术治疗后3年随访拍摄的X线片显示大多数患牙丧失的牙周支持组织进一步恢复。

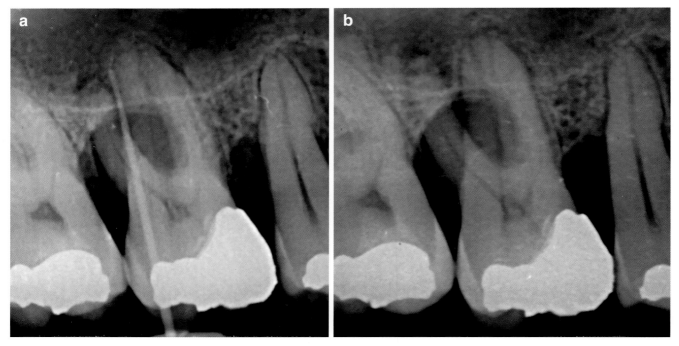

图1.5 该上颌第一磨牙的诊断为牙髓坏死、感染，慢性根尖脓肿。（a）插入窦道的牙胶尖指向远中颊根。（b）可见根周骨吸收以及重度牙周病。

多学科协作在牙髓-牙周病变的诊断和治疗中至关重要，以便提供最佳治疗的最好机会。

本书在以下章节中将介绍牙髓-牙周病变的分类、诊断、治疗方案以及相关的生物学观点。

第2章 牙髓-牙周病变的病因和分类

Etiology and Classification of Endodontic-Periodontal Lesions

Eyal Rosen, Carlos E. Nemcovsky, Joseph Nissan,
Igor Tsesis

2.1 引言

牙周组织和牙髓在组织学起源、功能和解剖结构上联系密切。一个世纪之前，Turner和Drew[1]首次描述了牙周病对牙髓组织的影响。Simiring和Goldberg[2]于1964年将牙髓病引起的牙周组织疾病定义为"逆行性牙周炎"。他们指出，在边缘性牙周炎中感染来源于龈缘并向根尖方向发展；然而，在"逆行性牙周炎"中感染来源于牙髓，导致牙周病的产生或影响牙周病愈合[2]。Simiring和Goldberg[2]认为这两种疾病通常并存，并且可能具有相同的症状和体征，因此难以鉴别[2]。

传统上通常根据感染的来源将牙髓-牙周病变进行分类，即原发性牙髓病变、原发性牙周病变及与上述两种病变不同的其他组合方式。然而，由于牙髓组织与牙周组织之间联系非常密切，部分学者认为该分类过于学术化和理论化，在临床上不具有实用性。

本章节将回顾牙髓-牙周病变的病因及常见的病理学分类，并提出新的临床实用分类。

2.2 牙髓与牙周组织的交通

牙髓和牙周看似是两种独立的组织，但其实存在许多潜在通道[3-7]，例如根尖孔[2,8]、裸露的牙本质小管[3]、侧支根管和副根管[4]、解剖结构的变异[9-10]，还有一些病理性改变，例如牙根穿孔和根折[11-12]。

根尖孔是牙髓与牙周组织之间交通的主要途径。当牙髓感染发生时，细菌及其毒副产物可能会通过根尖孔进入根尖周组织，引起根尖周炎。在某些情况下，根尖周组织的破坏可向冠方蔓延并累及周围的牙周组织。另外，伴深牙周袋的重度牙周病，其病变也可逆向蔓延至牙髓[2,8]。

牙本质小管是根管系统与牙周组织交通的另一种途径，每平方毫米牙颈部牙本质中有13700～32300个牙本质小管[5]。因此，牙周病变及相关治疗操作，例如刮治和根面平整术，都可能导致牙本质

E. Rosen · I. Tsesis (✉)
Department of Endodontology, School of Dental
Medicine, Tel Aviv University, Tel Aviv, Israel

C. E. Nemcovsky
Department of Periodontology and Implant Dentistry,
The Maurice and Gabriela Goldschleger School of
Dental Medicine, Tel Aviv University,
Tel Aviv, Israel
e-mail: carlos@tauex.tau.ac.il

J. Nissan
Department of Oral-Rehabilitation School of Dental
Medicine, Tel Aviv University, Tel Aviv, Israel
Rabin Medical-Center, Belinson Hospital,
Petach-Tikva, Israel

© Springer Nature Switzerland AG 2019
I. Tsesis et al. (eds.), *Endodontic-Periodontal Lesions*, https://doi.org/10.1007/978-3-030-10725-3_2

暴露[3]，并造成牙髓组织与牙根外表面和牙周组织相通。

侧支根管和副根管分布于包括牙颈部区域在内的牙根中。Gutmann[4]对磨牙牙根外表面的副根管研究后发现，28%的根分叉区域存在副根管。副根管是细菌及其毒副产物扩散的潜在途径，导致牙周组织发生炎症[6]。

解剖结构的变异，例如在上颌切牙中普遍存在的腭侧发育沟[9]，不相接的釉牙骨质界处裸露的牙本质[10]，都可能为牙周组织和牙髓组织之间的交通、牙菌斑的积聚以及牙周病向根尖区发展提供有利条件，最终累及牙髓[9-10]。

某些病理性改变（治疗并发症），例如牙根穿孔或根折，可在根管系统与牙周组织之间形成通道，当感染存在时，可导致牙髓–牙周病变产生[11-12]。

2.3　牙髓–牙周病变的病因

牙髓病和牙周病具有多种致病因素，包括种族因素[13-14]、解剖因素[4-5,9-10,15]、遗传因素[16-17]、全身系统性疾病[18-19]、生活习惯[20-21]和其他潜在的致病因素。由于牙髓病[22]和牙周病[23]与感染密切相关，即使存在上述这些致病因素，感染仍是疾病进展的主要原因[22-23]。

1965年，Kakehashi等[24]通过实验性暴露牙髓的方法，比较无菌大鼠和口腔菌群正常的大鼠牙髓的病理性改变。该研究发现，在正常大鼠中均发生牙髓坏死并伴脓肿形成，而在无菌大鼠中均未发现牙髓失活或脓肿，这证实细菌感染是牙髓根尖周病发生的必要条件[24]。大量研究表明，牙周病的基本病因也是细菌感染[25-26]。

然而，即使当牙齿发生促使牙髓–牙周病变进展的情况，例如牙根穿孔或根折，从细菌定植直至引起病理性改变仍需要一定时间[27]。

在以往研究中，牙髓和牙周微生物是如何相互作用以形成牙髓–牙周病变是学者们最感兴趣的问题之一。Zehnder等[28]认为虽然牙周袋中微生物的种类要多于感染的牙髓组织，但是对于重度牙周病所引起的牙髓感染，存在于感染根管内的所有细菌都可以在牙周袋中找到。Kerekes和Olsen[29]也报道了相似的发现，支持感染从一种组织向另一种组织扩散这一假说。

但是，部分研究表明，感染根管和牙周袋中的微生物菌群间存在本质区别，感染根管内的病原菌以球菌和杆菌为主，而在牙周袋中以螺旋体和杆菌为主[30-31]。

Rôças等[32]研究了感染根管中与重度牙周病相关的"红色复合体"细菌（牙龈卟啉单胞菌、福赛拟杆菌和齿垢密螺旋体）的发生率。结果显示，在50个病例中，有33例至少有"红色复合体"细菌存在于感染根管中，表明"红色复合体"细菌在根尖周病的发生过程中可能具有重要作用[32]。

近年来，随着对生物膜生态学的深入理解，上述争议逐渐减少。人们普遍认为口腔细菌可以单独存活，但在不同的口腔生境中，细菌形成了复杂的生物膜群落。这些生物膜是特有的生态群落，细菌利用不同的机制来调整其在群落中的活动，以适应不断变化的环境条件。这些适应措施包括改变生物膜中细菌组成的种类和比例[33-36]。因此，将特定生物膜暴露于不同的生态位（例如将牙髓生物膜暴露于牙周组织），会启动这种适应过程，使牙髓和牙周生物膜群落相互融合，可从一个生态位扩散至另一个生态位。

2.4　牙髓–牙周病变的传统分类

多年来，学者们提出了许多牙髓–牙周病变的分类，用来描述不同的临床情况。这些分类都是基于不同的病理学特征，例如基于诊断、预后和治疗的分类[7]，基于病理学关系的分类[37]，以及基于治疗方法的分类[38]。

Simon等[7]首次提出了基于诊断、预后和治疗的牙髓–牙周病变的分类方法。该分类包括原发性牙髓病变、原发性牙周病变、原发性牙髓病变伴继发性牙周病变、原发性牙周病变伴继发性牙髓病变及真正的牙髓-牙周联合病变。

根据Simon等[7]提出的分类，原发性牙髓病变的临床表现为龈沟液增多，附着龈肿胀和轻微的不适感。坏死的牙髓可进一步形成窦道，脓液从根尖孔沿着牙根表面从颈缘附近排出。影像学检查通常会显示牙槽骨吸收，表现为整个牙根周围的透射影；还可能出现其他临床症状，例如多根牙中可见窦道与根分叉区相通，并伴相关的牙周受累X线表现[39]。

牙菌斑在龈缘积聚一定时间后，会导致边缘性牙周炎；从而由原发性牙髓病变进展为继发性牙周病变，Simon将其称为原发性牙髓病变伴继发性牙周病变[7,39]。当这种情况发生时，患牙需要接受牙髓和牙周治疗。由于牙髓治疗预后较好[7,39]，因此患牙的治疗效果主要取决于牙周治疗的成功与否。

Simon等[7,39]将原发性牙周病变定义为牙周病沿根面逐渐向根尖区进展所导致的病变。该病变的诊断基于常规的牙周检查，例如牙周探诊。牙髓活力测试显示牙髓应为活髓。由于牙髓仍有活力，原发性牙周病变的预后主要取决于牙周治疗的效果[7,39]。Simon等[7,39]认为随着牙周袋向根尖区发展，侧支根管及根尖孔将成为牙周微生物进入牙髓的通道，进而导致牙髓坏死，这种情况称为原发性牙周病变伴继发性牙髓病变[7,39]。Simon等认为这种疾病的诊断具有一定难度，需要与原发性牙髓病变伴继发性牙周病变相鉴别。在牙周病的进展过程中，牙周病对牙髓状况的影响是一个长期存在争议的话题[40-41]。目前的一些研究表明，当患牙伴明显的慢性牙周病时，牙髓确实会发生炎症和坏死[41]。

根据Simon分类[39]，对于伴牙周病变的患牙，当其牙髓根尖周病变持续进展，直至两种病变沿着根面合并，可能会导致真正的牙髓-牙周联合病变。这种病变的诊断也较为困难，这是因为其临床和影像学表现与上述病变类型无明显区别。从治疗和预后方面考虑，牙髓治疗可促进根尖周病变愈合，牙周治疗是否有效则取决于牙周病的严重程度[39]。

1982年，Guldener和Langeland[37]基于病理学关系提出了一种新的分类：牙髓-牙周病变、牙周-牙髓病变和牙髓-牙周联合病变。

1990年，Belk和Gutmann[42]建议在Simon分类中增加一个新的分类，称为牙髓-牙周病变共存，即牙髓病和牙周病共同存在于同一牙齿，且没有证据表明两者相互关联。

1996年，Torabinejad和Trope[38]基于治疗方法提出了另一种分类：牙髓源性的病变、牙周源性的病变、牙髓-牙周联合病变、牙髓与牙周相互独立的病变、牙髓-牙周存在交通的病变或无交通的病变。

上述大部分分类都认可这些病变的起源：部分起源于牙髓，部分起源于牙周，还有一些是牙髓病变与牙周病变不同方式的联合[7,37-38]。然而，在传统分类方法中，对于如何随着病变的进展将这些病变进一步细分为不同亚类存在很大的分歧。

准确诊断病变的性质对于有效治疗和评估患牙预后至关重要[8,43-44]。一般来说，对于单纯牙髓源性的病变，首选牙髓治疗，其预后也主要取决于牙髓治疗的效果。对于单纯牙周源性的病变，首选牙周治疗，其预后也主要取决于牙周治疗的效果。对于牙髓-牙周联合病变，需要进行牙髓和牙周的联合治疗，其预后取决于牙髓和牙周治疗的效果[8,43-44]。

根据上述内容，诊断无牙周病变的原发性牙髓病变和无牙髓病变的原发性牙周病变简单而可行。对于原发性牙髓病变，牙髓坏死且存在感染；对于原发性牙周病变，牙髓仍有活力。然而，对于各种牙髓-牙周联合病变，例如原发性牙髓病变伴继发性牙周病变、原发性牙周病变伴继发性牙髓病变、牙髓炎与牙周炎共存、真正的牙周牙髓联合病变等，其影像学和临床表现相似，尤其在疾病后期阶段[43-44]。因此，从治疗和预后角度考虑，传统分类方法并不合理。

根据病因可将牙髓-牙周病变分为两大类：病

理性牙髓-牙周病变（由牙髓病或牙周病引起）和医源性牙髓-牙周病变（由于相关治疗导致的根管和边缘牙周组织相交通的并发症）。经典的医源性牙髓-牙周病变包括医源性牙根穿孔或根折。

因此，我们建议根据牙髓-牙周病变的三因素进行分类：

1. 单纯性牙髓病变：牙髓发生感染和坏死，在牙龈上形成经牙周膜排脓的窦道。
2. 单纯性牙周病变：深部牙周病变累及大部分牙根表面，但牙髓仍有活力。
3. 牙髓-牙周联合病变：牙髓发生感染和坏死，同时伴深牙周袋。

单纯性牙髓病变，临床表现和诊断通常与慢性或急性根尖脓肿一致。主要通过根管治疗清除细菌感染，其预后取决于根管治疗的效果。

单纯性牙周病变，临床表现与重度牙周病一致，病变累及大部分牙根表面。主要通过牙周治疗，一般不需要进行牙髓治疗，预后取决于牙周治疗的效果。

牙髓-牙周联合病变是长期严重感染所致，累及根管及其周围的牙周组织。这种情况下，通常无法在感染初始阶段评估牙髓感染对联合病变的影响，且牙髓治疗比牙周治疗预后更佳，因此患牙预后主要取决于牙周病变的严重程度。建议先进行根管治疗和早期的非手术性牙周治疗，例如龈下刮治和根面平整，随后观察3～4个月，以评估牙髓感染消除后牙周组织的状态。这是因为牙髓治疗后可对牙周情况做出具体和准确的判断，以便制订全面的牙周治疗策略。

对于已行牙髓治疗的病例，诊断和分类较为困难，因为在这些病例中，无法进行有效的牙髓活力测试，临床上很难判断疾病与牙髓之间的联系。因此，若怀疑已行牙髓治疗的根管内仍存在感染，应再次行牙髓治疗。

2.5 结论

- 牙髓组织和牙周组织解剖学上具有紧密的联系，可能导致感染在根管和周围牙周组织之间扩散。
- 牙髓-牙周病变应该根据病理学和临床表现的主要病因进行分类，可分为单纯性牙髓病变、单纯性牙周病变和牙髓-牙周联合病变。

第3章　牙髓–牙周病变诊疗中的牙髓考量因素

Endodontic Considerations in the Management of Endodontic-Periodontal Lesions

Kenneth J. Frick, Eyal Rosen, Igor Tsesis

学习目标

1. 了解牙髓病的诊断及其与牙周病变的关系。
2. 了解牙髓牙本质复合体及其对牙髓–牙周病变发展的影响。
3. 熟悉各种牙髓–牙周相关病变及其临床表现。

3.1　牙髓病的诊断：找到问题的"根源"

3.1.1　一般病史和牙科病史

　　一般病史：患者的年龄及全身健康状况会影响诊断和治疗。年轻患者通常具有良好的身体状况，并且很少会使用可能影响牙科治疗的口服药物；而老年患者可能具有多种影响口腔健康的身体状况，例如糖尿病、心血管疾病和癌症。糖尿病患者的牙周病和根尖周病风险均会增加[1]。最近的证据也表明，牙周病患者在根管治疗后可能会延迟愈合[2]。瑞典的一项临床研究发现，心血管疾病使根

K. J. Frick (✉)
Department of Endodontics, University of Missouri, Kansas City, MO, USA
e-mail: frickk@umkc.edu

E. Rosen · I. Tsesis
Department of Endodontology,
School of Dental Medicine,
Tel Aviv University,
Tel Aviv, Israel

尖周炎的发病率增加3.8倍[3]。许多接受心血管疾病治疗的患者也患有高胆固醇血症，并且可能服用他汀类药物，随着时间的推移会增加根管钙化的风险[4]，这可能使牙齿更易发生根尖周炎。此外，癌症（例如淋巴瘤）也可能导致牙周和根尖周问题[5]。因此，医生在评估患者病史时，需要了解和关注与当前主诉可能相关的问题。

　　牙科病史：患者叙述的牙科病史是医生需要关注的另一种关键因素，是对患者主诉病史的详细回顾。虽然牙科病史是一种主观病史，并且受患者记忆、情绪或心理压力的影响，但也是诊断的关键环节。医生对患者的问诊应包括：病情存在多长时间？该区域是否感到肿胀？疼痛的性质是什么？哪些因素会引起疼痛？疼痛持续多久？哪些因素不影响疼痛？病情是否影响睡眠？这些问题旨在确定病情的性质，因为牙髓症状（自发痛、持续性的冷刺激痛和咬合痛）通常会持续数周或数月，但牙周相关的症状（牙龈疼痛、牙龈出血和口臭）可能会持续数月至数年。患者是否存在外伤史是医生需要考虑的另一个重要问题。医生需要询问患者是否经历过任何可能导致此病情的事件，这对于年轻患者（或他们的监护人）可能很重要。牙外伤虽然不属于本章节范围，但却是牙龈和牙齿疾病的可能病因，读者可以参考国际牙外伤学协会的出版物，了解关于牙外伤的更多内容[6]。

© Springer Nature Switzerland AG 2019
I. Tsesis et al. (eds.), *Endodontic-Periodontal Lesions*, https://doi.org/10.1007/978-3-030-10725-3_3

作为牙科病史的一部分，还有一个需要询问的重要问题是患牙的牙髓治疗史。目前的病情是否与近期完成的根管治疗有关？或患者多年前曾接受根管治疗，当前根管治疗过的牙齿产生了新的问题，出现了牙周病。Ruiz等的一项回顾性队列研究表明，对于已进行根管治疗的牙齿，再次发生根尖周炎的概率，牙周病患者是牙周健康患者的5.19倍[7]。

3.1.2　临床检查

影像资料：为了准确进行诊断，医生必须考虑患者病史、影像资料和全面的临床检查3个方面。前文介绍了患者的一般病史和牙科病史，下一步是获取病变区域的影像资料并完成临床检查。虽然影像学检查是一种以问题为中心的检查，但是不能忽视患者口腔的整体情况。患者的口腔卫生状况如何？是否存在广泛性牙龈炎，或牙龈增生？患者这些牙周情况可能会让医生更倾向牙周方面的评估而非牙髓方面。医生还需要考虑钙通道阻滞剂引起牙龈增生的副作用[8]。影像资料应该包括两个根尖片和一个咬合片，这是因为研究表明，多个角度拍摄的X线片更具诊断价值[9]。CBCT与二维根尖片相比更准确地显示根尖病理和牙根形态异常[10-11]。尽管如此，医生应谨慎考虑拍摄CBCT，需要依据根尖片的结果，决定是否拍摄CBCT。在阅读X线片时，医生应特别注意患者主诉区域中与牙根相关的皮质骨高度和骨丧失情况，以及根管的状况。医生必须注意患者是否存在水平或垂直骨缺损的体征，这表明患者是否可能患有牙周病，并且需要进行牙周探诊。医生还必须考虑与X线片相关的其他问题，包括根管是否可见、根管是否钙化、牙根是否吸收、牙齿是否做过根管治疗、当前修复体的状况和类型、在X线片上能否在硬骨板处观察到牙周膜的状况？这些都是医生在阅读X线片时需要考虑的问题。

口外检查：口外检查的目的有两方面。首先，是进行口腔癌筛查，检查淋巴结、甲状腺和咀嚼肌是否有异常和不对称的迹象。其次，用来检查面部是否有牙源性肿胀。根据牙科病史的信息，如果没有发现与主诉相关的软组织或牙髓病变，可以考虑颞下颌关节病（TMD），将其作为鉴别诊断的一部分。TMD引起的疼痛常被误认为牙痛[12]。

口内检查：在该检查过程中，医生会发现大多数与主诉相关的病因。因此，可疑区域的牙周探诊、触诊、叩诊和牙髓活力测试（冷测和电活力测试）都需要仔细考虑。有可能患者会直接引导医生检查可疑区域，但在检查该区域之前，必须进行口腔检查以筛查口腔癌，并评估患者的整体牙周健康状况和口腔卫生状况，然后进行牙周探诊，最后检查可疑区域。

牙周探诊：牙周探诊有助于医生了解患者的一般牙周健康状况，在此基础上，完成对患者的细致检查，特别注意患者的牙周探诊特点。牙周源性的牙龈脓肿其牙周袋通常较宽，而牙髓源性的牙龈脓肿较窄。Harrington于1979年发表了鉴别牙周源性牙龈脓肿与牙髓源性牙龈脓肿的经典插图[13]，与其相似的一张插图如图3.1所示。

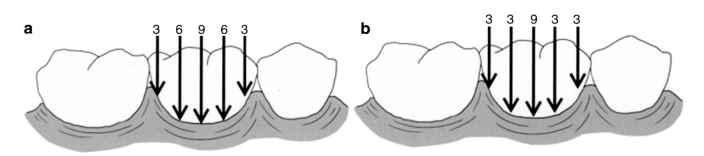

图3.1　（a）宽牙周袋的探诊深度。（b）窄牙周袋的探诊深度。（该插图由Molly S. Kaz Frick提供，2018年）

扪诊：记录颊侧和舌侧牙龈组织的敏感性是扪诊的重要部分。医生应注意记录扪诊敏感或肿胀的区域。

叩诊：该测试通常可定位患牙，特别是当患牙存在牙髓方面的问题时。然而，该测试具有一定的复杂性，临床上辨别叩诊的敏感性是来自发炎的牙周膜，还是来自龋齿或牙尖折断导致的牙本质敏感，对于诊断至关重要。当叩击牙齿颊侧、𬌗面或舌侧时，如果患牙都存在叩诊敏感，说明叩诊敏感很可能来自发炎的牙周膜以及根尖周炎。而同一牙齿上某一单独区域的叩诊敏感则可能提示存在与牙本质相关的问题，例如牙折、龋齿或咬合创伤。牙髓病因比牙周病因的叩诊更敏感[14-15]。

牙髓敏感性测试：用来测试牙齿对冷热刺激反应的检查方法通常称为"牙髓活力测试"，但该术语不准确，因为牙髓活力测试实际是测量牙髓组织的血流状况，是一个组织学术语。而牙髓敏感性测试是用来检测牙髓组织的神经反应以及受试者的反应，测试的结果是其反应水平。因此，当对牙齿进行冷热刺激时，测试的是牙髓的敏感性，测试结果反映的是牙髓对刺激的敏感性[14]。对于未发生牙髓坏死的患牙，牙髓敏感性测试通常会出现强烈的延迟或延时反应；当患者自述有持续性或自发性疼痛时，以上反应较为常见。当患牙对热测试无反应时表明其牙髓坏死，特别是当电活力测试（简称"电测"）结果也为阴性时（无响应，即读数为80）。牙髓冷热测试和电测结果都为阴性，对于诊断牙髓坏死具有很高的敏感性和特异性[16-17]。

"敏感性"和"特异性"这两个概念，有时会使医生感到困惑，下面我们将通过以下简单的示例对其进行解释。图3.2中可见两扇门。其中一扇门上可见"使用另一扇门"的标识。在这个示例中，如果通过正确的门来识别出疾病的存在，门上的标识指出人们不应该去的地方（例如没有疾病），可类比为特异性测试。与之相反，如果准备打开的门上写有"使用这扇门"的标识，可类比为敏感性测试。因此，敏感性测试是鉴别症状、反应或疾病的测试，而特异性测试是鉴别是否不存在某种症状、反应或疾病的测试。

敏感性测试是判断牙齿的病变来源于牙周还是牙髓的关键因素。如果患牙表现为正常，则排除牙髓病因。图3.3显示了牙髓病变的典型感染途径，例如根尖孔、侧支根管或副根管。

图3.2　写有"使用另一扇门"标识的，可类比为特异性测试。

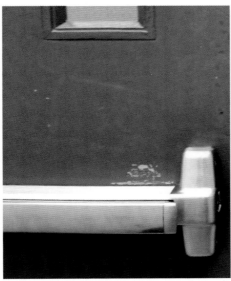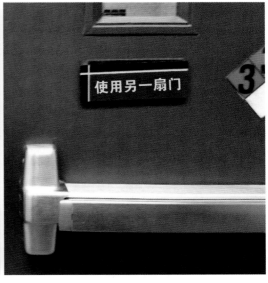

图3.3　牙髓感染的途径：根尖孔、侧支根管或副根管。（该图片由Riley博士提供）

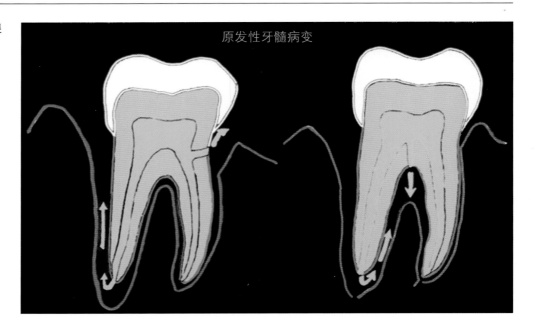

原发性牙髓病变

3.1.3　独立的牙髓病变或牙周病变

在本章节中，我们将展示几个具有独立的牙髓病变或牙周病变的病例。图3.4展示了一例具有单纯牙髓源性病变的病例。图3.5 ~ 图3.7展示的病例，患牙的牙髓测试结果正常，诊断为牙周脓肿。如图3.8所示，患者最初因咀嚼疼痛和颊侧肿胀而要求对26

进行根管治疗，然而电活力测试表明患牙为活髓，最终行牙周植骨术。

需要注意的是，正如Seltzer和Bender在其经典论文中所述[18]，敏感性测试无法判断牙髓真正的组织学状况。该论文中使用了"牙髓充血""急性浆液性牙髓炎""急性化脓性牙髓炎"等术语，这些诊断术语与牙齿的组织学状态无关。该论文对敏

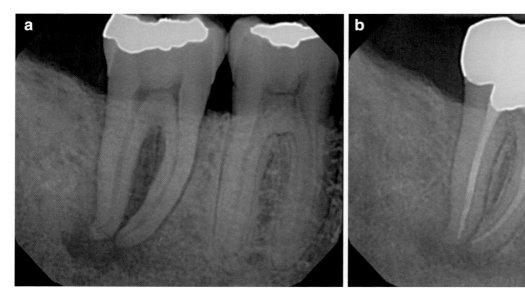

图3.4　（a）患者最初因47牙周脓肿就诊。患牙颊侧根分叉处可探及深牙周袋（＞9mm），但是牙齿周围其他区域探诊深度均正常（≤3mm）。患牙无自发性疼痛，可见根分叉处颊侧牙龈轻微肿胀。牙髓冷测和电活力测试均无反应。患牙诊断为牙髓坏死、慢性根尖脓肿，并接受根管治疗。（b）根管治疗后9个月，根尖片显示患牙根尖周骨质愈合，已行冠修复。（该病例由Stephanie Mullins博士提供）

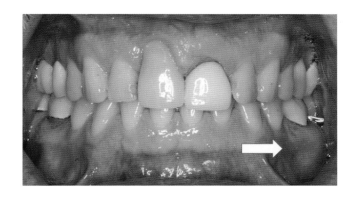

图3.5 口内照片，36颊侧牙龈疼痛脓肿（箭头所示）。肿胀部位扪诊敏感，且近颊与颊侧中间区域宽6mm的牙周袋内溢脓。临床检查探及龈下牙石。患牙和对照牙冷测正常（牙髓有反应，无延时痛）。（该病例由Rex Livingston博士提供）

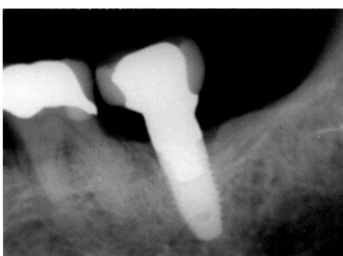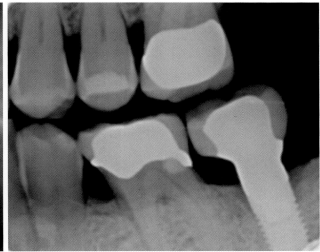

图3.6 根尖片显示36根尖周骨质表现正常。（该病例由Rex Livingston博士提供）

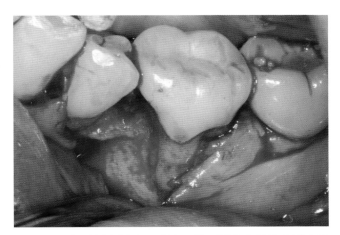

图3.7 36行牙周翻瓣术、刮治、根面平整术以及骨再生治疗。术中照片可见骨开裂使近中根暴露。（该病例由Rex Livingston博士提供）

感性测试用于牙髓诊断的准确性提出了质疑。然而，近年来，一些研究证实敏感性测试的临床有效性。Weisleder等的研究纳入了150名接受根管治疗的患者，通过直接观察开始治疗时患牙牙髓的状态，来评估冷测、电测等诊断牙髓存活或坏死的效果。该研究结果显示，对冷测和电测均有反应的牙齿，其中97%的牙髓具有活力；对两者均无反应的牙齿中，其中90%牙髓坏死[17]。在另一项研究中，Ricucci等评估了95颗离体牙，并将其临床诊断与牙齿的组织学表现进行比较。根据美国牙髓病专科医师协会（American Board of Endodontics，ABE）的标准将牙髓的临床诊断分为正常牙髓、可逆性牙髓炎和不可逆性牙髓炎3类，发现临床诊断分类与组织学分类具有良好的相关性（正常牙髓为96%，不可逆性牙髓炎为84%）[19]。

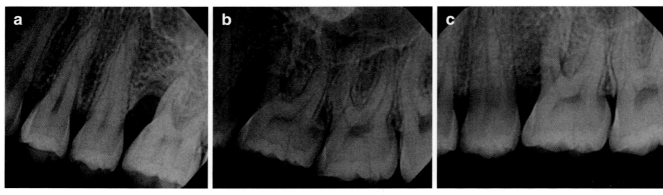

图3.8　具有独立牙周病变的病例。26对于各种牙髓敏感性测试反应均为正常。（a，b）牙周治疗前。（c）骨再生手术后6个月，可见25和26之间牙槽骨高度恢复。（该病例由Stephanie Mullins博士提供）

尽管临床检查在确定牙髓状态方面具有较高的价值和准确性，但是医生需要了解敏感性测试可能会影响到诊断过程的其他重要方面：患者如何理解这些测试方法所导致的牙髓反应，这能够体现患者的焦虑程度和理解能力，以及医生解释这些反应的技巧和能力。焦虑的患者可能不理解医生的指示，从而对冷测反应过度，例如在固定桥的桥体上进行冷测，也可能导致患者举手并表示"疼痛"。医生需要向患者解释冰凉的感觉与牙齿受凉所导致的疼痛的区别。如果患者不能理解，可能会做出很多假阳性反应。因此，医生通常需要测试多颗牙以确保患者做出正常反应。

在基本了解了一般病史/牙科病史、临床检查的重要性后，接下来我们将从牙髓治疗的角度，通过探讨牙髓牙本质复合体来解释牙髓-牙周病变的临床表现。

3.2　牙髓牙本质复合体

当一名牙周状况良好的年轻患者，出现局部牙龈肿胀（脓肿）并且伴窄而深的牙周袋时，患牙有可能对冷测和电测无反应，这是因为存在牙髓感染。但是，为什么牙髓感染可以导致类似牙周感染的局部骨丧失或局限性牙周感染？或与之相反，为什么有时候患牙存在牙周袋或脓肿而牙髓活力不受影响。想要回答这些问题，医生必须了解牙髓牙本质复合体独特的生物学原理。图3.9概述了牙髓损伤可能发生的部位，在某些情况下，这些部位也是牙髓感染排出的通道。包括冠部龋坏、冠折、暴露的侧支根管、牙颈部裸露的牙本质小管、根尖孔。图3.3显示牙髓感染自根尖孔向外排出。为了理解以上部位与牙髓-牙周感染的关系，医生需要了解牙根的解剖结构、年轻和老年患者的牙本质特点以及牙本质渗透性的生理性变化，这与牙髓的状态、血供具有密切关系。下文将简要回顾。想要更详细了解相关内容的读者，可阅读Ten Cate的口腔组织学和解剖学著作[20]。

3.2.1　牙本质渗透性

在牙齿发育过程中，牙本质由成牙本质细胞分泌的前期牙本质形成。成牙本质细胞排列在牙髓的外侧，随着牙本质沉积，在牙本质中留下管状间隙，其中部分被成牙本质细胞突占据。与接近牙釉质或牙骨质的区域相比，越接近牙髓的区域，牙本质小管的直径越大，形成的表面区域更大（图3.10）。

牙本质的渗透性主要取决于其表面牙釉质和牙骨质是否存在，但也受牙本质厚度、牙本质小管直径大小和管腔内相对矿化程度的影响[21]。牙本质和牙髓出现增龄性变化，继发性牙本质的形成使牙本质增厚，由牙本质小管矿化引起的牙本质硬化导致渗透性降低。这种增龄性变化导致髓腔缩小和根

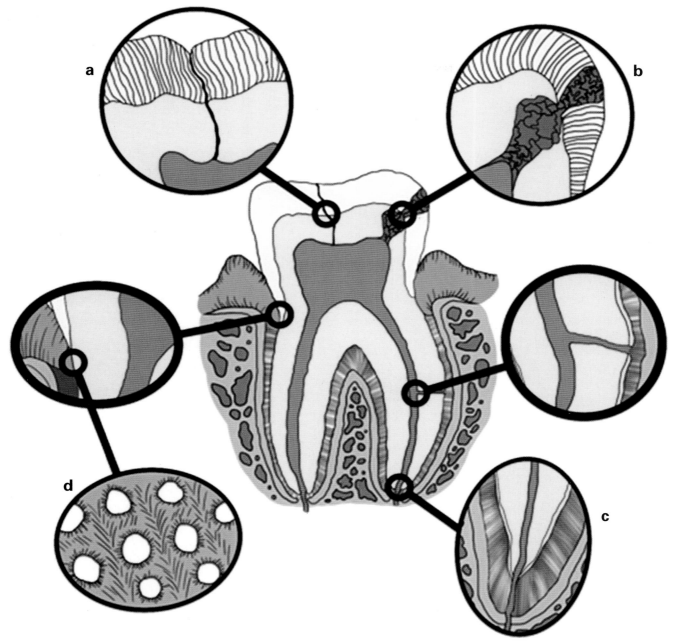

图3.9 牙髓组织与牙周组织之间的交通。入侵牙髓的细菌可能来自：（a）冠折部位的牙本质。（b）牙本质和牙科充填物中的龋损。（c）侧支根管和根尖孔。（d）釉牙骨质界处裸露的牙本质。（该图片由Molly S. Kaz Frick提供，2018年）

管直径减小。随着时间的推移，牙髓组织可能出现纤维化，细胞数量减少，在牙髓内常常围绕含有大量胶原纤维的血管和神经结缔组织鞘形成钙化团块[22]。最终导致整个根管闭塞（钙化）并且在X线片上无法观察到清晰的根管影像。

因此，随着时间的推移，活髓牙更能抵抗牙周组织破坏所导致的牙髓损害。年轻个体的牙髓受益于健康的血液流动，组织压力使液体在开放的牙本质小管中向外移动[23]，从而防止外源性物质（例如细菌及其毒素）向内流动进入牙髓而引起感染[24]。此外，活髓通过其血液循环，能够去除从牙本质小管渗入的污染物，并从牙髓中清除[21]。随着牙齿老

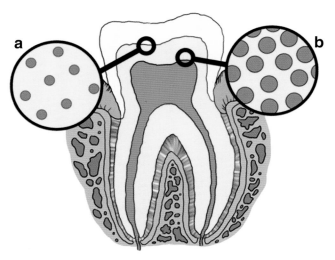

图3.10　当牙本质小管接近牙髓时，其密度发生变化。从（a）到（b），每个表面单位面积的小管数量增加。（该图片由Molly S. Kaz Frick提供，2018年）

化，牙本质渗透性降低和继发性牙本质形成也会防止外源性物质向内流动以保护牙齿。因此，当伴牙周病时，完整的活髓牙通常能够避免牙髓变性，且往往不受牙周病进展的影响[25]。

　　虽然活髓牙通常能够抵抗牙周病所导致的破坏，但是牙髓有时也可能出现问题。Langeland等认为，牙周病对牙髓所导致的破坏具有累积效应，从而导致牙髓炎症、钙化和吸收。近期一项临床研究发现，在同一患者中，患有慢性牙周病的牙齿与未患牙周病的对侧对照牙齿相比，其牙髓体积变小[26]。牙周病累及的牙齿通常具有更少的牙槽骨支持，并且可能比健康牙齿受到更多的咬合创伤和机械应力，导致髓腔内的第三期牙本质形成加速。已有证据支持这一观点，当成牙本质细胞上的机械性感受器TRPM7激活时，释放信号分子，引发局部神经源性炎症、炎症因子释放和血管生成，以启动防御机制，形成第三期牙本质[27-28]。

3.2.2　第三期牙本质的形成

　　细菌是牙周病和牙髓病的主要原因，并参与疾病的发展过程[29-31]。然而，牙髓能够产生第三期牙

本质，可防止细菌入侵。根据损伤的严重程度和时间，牙髓会形成两种形式的第三期牙本质。较为温和的牙齿慢性损伤，会形成反应性牙本质[32-33]，如前所述，该牙本质由成牙本质细胞形成，沉积在牙齿损伤相反的区域。牙齿的急性损伤可能会损坏或破坏邻近的成牙本质细胞，如果牙髓免疫反应能够限制损伤，就会形成修复性牙本质，从牙髓中的局部前体细胞中形成新的成牙本质细胞样细胞[34]。与前期和继发性牙本质相比，第三期牙本质通常呈管状，形状不规则，且渗透性降低[32]。图3.11中展示了反应性牙本质形成和修复性牙本质形成的差异。

　　目前，已有证据表明牙髓能够抵抗牙周病原体。然而，在某些情况下，慢性牙周病最终会导致牙髓坏死。虽然这种情况很少见，但牙周病的累积效应最终可能使存在较多副根管和根尖孔的牙齿的根尖区域暴露[35]。图3.12显示患牙根尖具有很多根尖孔。在某些情况下，牙周病累及该区域可导致牙髓感染和牙髓血供的丧失。但是，尽管根分叉处副根管的发生率高达29%，但在多根牙中由于牙周病

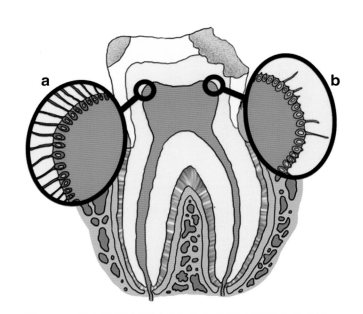

图3.11　反应性牙本质形成与修复性牙本质形成的差异。（a）反应性牙本质是由原始的有丝分裂所形成的成牙本质细胞分泌，能够维持牙本质小管的连续性。（b）修复性牙本质是由牙髓中前体细胞新分化的成牙本质细胞样细胞所分泌，无法保持牙本质小管的连续性。（该图片由Molly S. Kaz Frick提供）

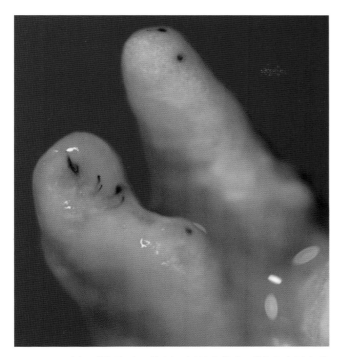

图3.12 多根牙拔除后，使用亚甲基蓝染色可见多个根尖孔和侧支根管。（该图片由William Watson博士提供）

导致根分叉区域的暴露似乎不会引起牙髓病和牙髓坏死[36]。这可能是因为在外部刺激下，这些较小的副根管随着第三期牙本质和硬化牙本质的形成而被堵塞[32]。

然而，这些防御性牙髓反应可能还不足以抵抗细菌感染。作为一种独特的终末器官，牙髓被包裹在坚硬的外壳（牙本质和牙釉质）中，仅有来自远端（根尖）的血供，因此可能不可避免地发生牙髓坏死。图3.4所示病例中，牙髓坏死所导致根尖和侧方局部骨丧失，仅通过牙髓治疗就完全治愈。通过前面的介绍，读者应该能够理解这种病变的发生过程。不过，该病变属于牙髓–牙周联合病变还是单纯性牙髓病变？我们将在本章节中讨论。

3.3 牙髓–牙周病变

Simon在1972年发表的经典论文中阐述了牙髓–牙周病变相互关系[37]（图3.13）。然而，Harrington在1979年提出，只有真正的牙髓–牙周联合病变才应归类为牙髓–牙周病变，其他病变属于单纯性牙髓病变或单纯性牙周病变。前文已展示了单纯牙髓源性（图3.4）或牙周源性（图3.5～图3.7）的病例。Harrington认为真正的牙髓–牙周病变需要牙髓–牙周联合治疗来进行干预（图3.14）。牙齿附着结构（牙龈、牙周膜、牙槽骨和牙骨质）的破坏，本质上均为牙周病[38]，任何影响这些结构的牙髓病变都可称为牙髓–牙周病变；但从临床角度来看，只有需要牙髓和牙周治疗共同干预的病变才被视为真正的牙髓–牙周联合病变。

以下是临床上归类为牙髓–牙周联合病变的一些病例，这些病例需要联合牙髓治疗和牙周治疗进行处理。

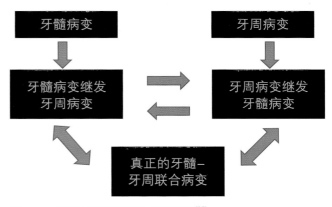

图3.13 牙髓–牙周病变的相互关系[37]。

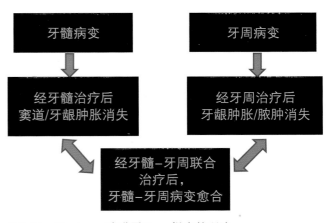

图3.14 Harrington改进了Simon提出的理论。

3.3.1 导致牙髓坏死的晚期牙周病

在患有晚期牙周病的患者中，进行性骨丧失导致牙根暴露，刮治和根面平整术也可能会去除根面上的保护性牙骨质，使牙本质小管和侧支根管暴露于牙周病原体。然而，以上情况导致的牙髓坏死较为罕见，尤其是伴牙周病的老年患者，其牙本质渗透性随着继发性牙本质和第三期牙本质的形成而降低，从而起到保护牙髓的作用[25,31]。牙齿整个根尖周围的骨丧失则可能导致牙周病原体通过根尖孔侵犯牙髓，或破坏牙髓的血供（图3.15）。图3.16展示了一例较为罕见的病例，该年轻患者的16，没有进行修复治疗而发展成有症状的不可逆性牙髓炎，进而发展为牙髓坏死和根尖周炎。患牙对冷测无反应，叩诊疼痛，颊侧根分叉有深牙周袋。患牙的治疗应包括根管治疗和牙周手术。翻瓣手术显示位于颊侧根分叉处存在釉珠（牙釉质在牙根表面的异常延伸）。因此，从理论上进行推测，牙釉质缺损引发了严重的牙周脓肿，使根尖和根面结构暴露于导致牙髓坏死的牙周病原体。患牙最终由于牙周病变未能愈合而拔除。

伴晚期牙周病的牙齿也可能形成独立的牙髓病变。如前所述，牙髓病变通常是细菌穿过牙釉质和牙本质保护层并损害牙髓所致[29]。然而，伴牙周炎的牙齿，其牙髓可能更容易受到这种破坏。牙髓病变可能源于牙齿冠方或修复治疗，形成与牙周缺损无关的根尖周病变。随着时间的推移，根尖周病变可能最终与牙周缺损相通，形成如Simon所定义的真正的牙髓–牙周联合病变（图3.17）。Simon

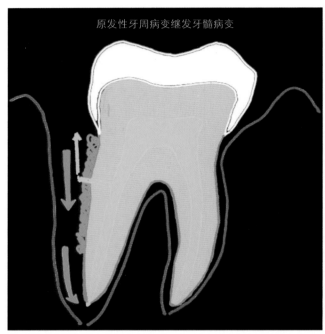

图3.15 进行性骨丧失使根尖和侧支根管暴露，导致牙髓坏死。这种情况需要牙髓和牙周联合治疗。（该病例由Ron Riley博士提供）

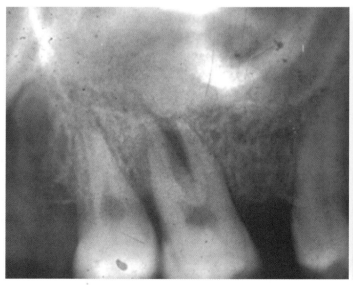
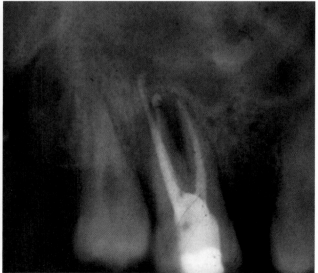

图3.16 16髓腔宽大，可见根分叉骨缺损，随后进行牙髓治疗和牙周治疗。（该病例由Ron Riley博士提供）

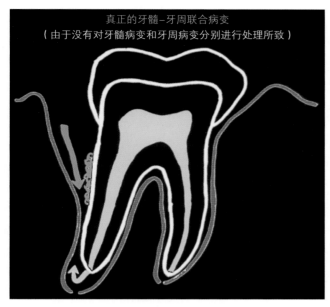

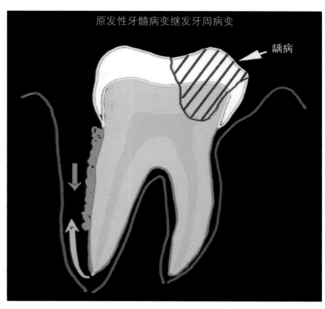

图3.17 独立的牙髓和牙周病变所导致的牙髓-牙周联合病变。（该病例由Ron Riley博士提供）

图3.18 慢性牙槽脓肿所导致的继发性牙周感染。（该病例由Ron Riley博士提供）

还描述了第三种情况，慢性牙槽脓肿形成牙周袋，造成骨缺损，继而与牙结石相通形成牙周感染（图3.18）。病变晚期，这种情况可能无法与真正的牙髓-牙周联合病变区分。图3.19展示了一颗47的治疗过程，患牙牙髓坏死，近中颊侧存在宽大的深牙周袋，袋内有牙结石。根管治疗完成后，6个月复查时病变几乎没有愈合，此时行牙周翻瓣手术以治疗牙周病变，牙周治疗后6个月，X线片显示病变完全消退。

做过根管治疗的牙齿也可能发生牙髓-牙周联合病变。当根尖、侧支根管或副根管中仍然存在细菌感染时，可能会导致牙根的根尖方和侧方产生炎症，破坏牙槽骨，形成独立的牙周袋，随着时间的推移和牙结石的形成而并发牙周感染（图3.18），因此需要行牙周刮治和根管再治疗。如图3.20所示，患者46可见牙龈肿胀，根分叉区存在宽大的牙周袋，袋内探及牙结石，且存在窦道。该病例必须接受根管再治疗、牙周刮治及根面平整术。

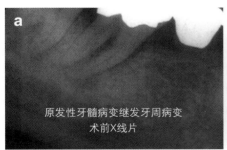

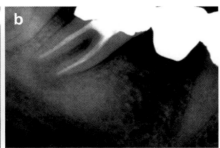

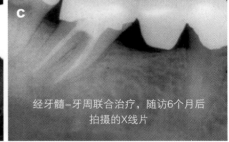

图3.19 （a）术前X线片。（b）牙髓治疗后6个月，牙周病变未愈合。（c）牙周治疗后6个月和牙髓治疗后1年。（该病例由Ron Riley博士提供）

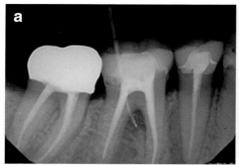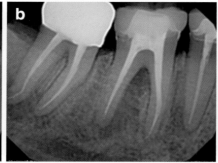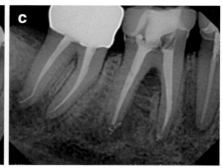

图3.20　（a，b）伴牙髓-牙周联合病变的46术前X线片。患牙已行根管治疗，牙龈肿胀，存在窦道。为有效处理牙髓-牙周联合病变，患牙必须接受根管再治疗、牙周刮治及根面平整术。（c）根管再治疗和牙周治疗后，随访1年拍摄的X线片。（该病例由Stephanie Mullins博士提供）

3.4　需要接受牙周手术干预的牙髓病

一些牙髓病可能会伴牙龈和牙周方面的并发症，在根管治疗过程中可通过手术进行处理。这些牙髓病通常被认为是不典型的牙髓-牙周联合病变。为了取得良好的治疗效果，医生必须遵循牙髓治疗和牙周治疗的基本原则[38-39]。本章节中我们将介绍需要手术进行干预的各种牙髓病。

3.4.1　穿孔

根管治疗过程中不遵循根管解剖结构可能导致意外穿孔，造成穿孔的可能原因有：根管解剖结构复杂、治疗中不能定位根管、操作者经验缺乏等。一般来说，如果能及时发现穿孔并进行处理，使用硅酸钙等材料对其进行修复可取得良好的效果[40-41]。然而，如果穿孔未被及时发现并进行处理，牙齿在接受修复治疗后可能会出现牙龈炎症和牙周袋，也有可能产生窦道。如果患牙存在充足的剩余牙体组织，根管再治疗期间可对穿孔进行修复，必要时可通过手术修复。图3.21所示的病例中，患牙由于桩道预备不当，导致根管侧穿，无法进行修复。该患者6个月前行桩冠修复，随后患牙反复出现疼痛、肿胀。临床检查发现12牙龈中度肿胀伴近中深牙周袋。根尖片显示：纤维桩导致根管中段侧穿，近中牙槽骨广泛吸收，评估后认为患牙预

后较差。

图3.22展示了一例在根管治疗过程中发生穿孔并及时进行修复的病例。该病例中前磨牙已行冠修复且根管钙化，因而在开髓时，进针方向要保持在牙体长轴上非常具有挑战性。此外，橡皮障的存在，导致术者无法直视牙体长轴，进一步增加了治疗的复杂性。在这个病例的治疗过程中，操作失误

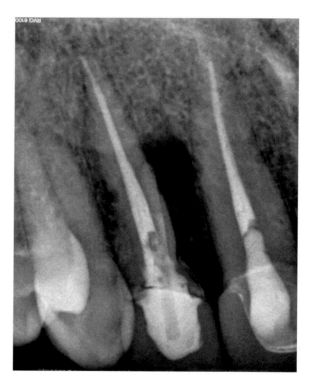

图3.21　12根尖片显示纤维桩偏离根管中心，根管中段侧穿，近中牙槽骨重度吸收。患牙最终被拔除。（该病例由Ron Riley博士提供）

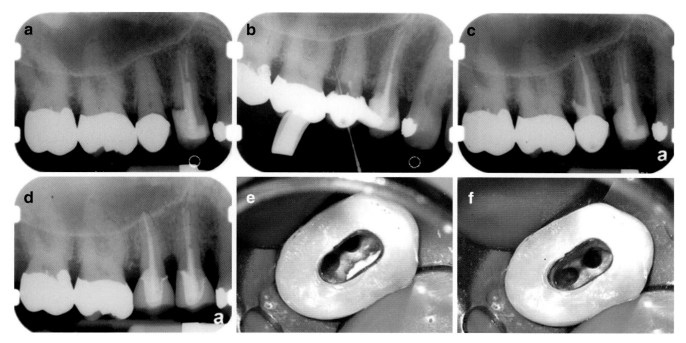

图3.22 15在根管治疗期间发生医源性根管侧穿，立即用MTA修复并用纤维桩和树脂核修复。（a）15术前根尖片。（b）发现穿孔。（c）完成根管治疗，MTA修复穿孔，纤维桩和树脂核修复。（d）冠延长及桩核冠修复后3个月拍摄的根尖片。（e）骀面观，可见穿孔与根管口的位置关系。（f）开髓时本应遵循的正确方向。

和穿孔被及时发现，即刻使用无机三氧矿物聚合物（MTA）修复，完善根管治疗并用纤维桩和树脂核修复。最后由牙周科医生行冠延长术，修整暴露的穿孔和材料，再进行最终的冠修复。

3.4.2 复发性牙髓病

牙龈病变和肿胀不仅可能是由于原发的根管感染，也可能是由于根管治疗，甚至是行根尖手术后疾病复发。复发性牙髓病通常是由于缺乏治疗或未完全清除根管内感染所致[42]。

图3.23展示了一例通过手术再治疗准确定位遗漏根管的病例。患牙存在窦道和牙龈肿胀，但未发现深牙周袋。最初接诊的两名修复科医生建议患者拔除患牙后行种植修复。然而，患者向牙髓专科医生咨询其他可行的治疗方案。CBCT影像显示，在第一次手术中未能准确定位根管，且无证据表明颊侧骨板丧失是由于牙根纵裂所致，建议试行第二次

根尖手术。第二次手术术后14个月复查可见牙齿健康并行使功能。与传统手术（44%~59%）相比，现代根管外科手术的成功率（91%~94%）非常高[43-44]。正如该病例所述，使用现代技术，再次进行根尖手术，成功率高达92%[45]。

上颌磨牙牙髓病复发可能是由于遗漏近中颊侧第二根管（MB_2）[46]，可能表现为患牙疼痛、牙龈肿胀，近中颊根根尖区透射影，或患牙并无疼痛，颊侧牙龈出现窦道[47]。既往的牙髓治疗史以及影像学检查（例如CBCT影像），能够有效地找到牙龈肿胀的原因，确定是否遗漏根管[48-49]。然而，根管再治疗并不总是能够成功定位MB_2，报道显示其发生率高达93%~95.2%[50-51]，在这种情况下，推荐采用根管外科手术。在治疗这类病例时，若病变范围很大，医生需要了解可能出现的牙周并发症，以及如何处理这类病变以满足牙周和牙髓方面的需求[52-53]。图3.24~图3.26展示了一例在既往牙髓治疗时遗漏MB_2，导致持续性的慢性根尖脓肿，后续

采用根尖手术的方式进行再治疗的病例。

26在根管治疗过程中未能定位MB₂，观察数月后，患者要求牙髓专科医生对该牙齿进行重新评估。临床检查发现患牙无症状，扣诊和叩诊均无异常，但颊侧牙龈可见窦道，近中颊根颊侧存在深达12mm的牙周袋。使用牙胶追踪窦道，根尖片以及CBCT影像（图3.24）显示近中颊根周围大面积透射影，颊侧骨板破坏。26诊断为根管治疗后慢性根尖脓肿，建议进行根尖/牙周手术治疗。由于病变范围大，根尖周骨质少，考虑患牙可能伴牙根纵裂。

如果根尖手术中截根量少且牙根颈部颊侧骨板完整，通常不需要进行骨移植和引导组织再生（GTR）[54]。当骨质破坏较多导致骨开裂且排除根折的情况下，GTR可有效促进术后骨质愈合[54]。图3.25所示即为后面这种情况。26近中颊根完全暴露，去除肉芽组织后使用亚甲基蓝染色[55]以确定是否存在根折。排除根折后，根尖切除3mm，定位既往治疗未经处理的MB₂根管以及连接近中颊侧第一根管（MB₁）与MB₂之间的峡区，使用超声进行根管倒预备，预备深度为3mm[56]。根尖倒预备后选择硅酸钙类根尖倒充填材料Endosequence Fast Set Root Repair Material（Brasseler USA®）充填。刮除囊肿并使用无菌盐水和0.012%氯己定溶液（Peridex Oral Rinse®）进行冲洗。

将同种异体骨与硫酸钙混合（75%同种异体骨+25%硫酸钙）以利于其放置和固位[57]。骨移植材料放置于囊腔内并覆盖根面后，在其上方放置可吸收的胶原膜（BioMend®），瓣膜复位缝合（图3.26）。据报道此类手术成功率为88%[58]。虽然该病例具体治疗效果尚不得知，但是展示了将牙周治疗的原则如何运用于牙髓病治疗。

如果图3.24～图3.26所示的病例在治疗过程中发

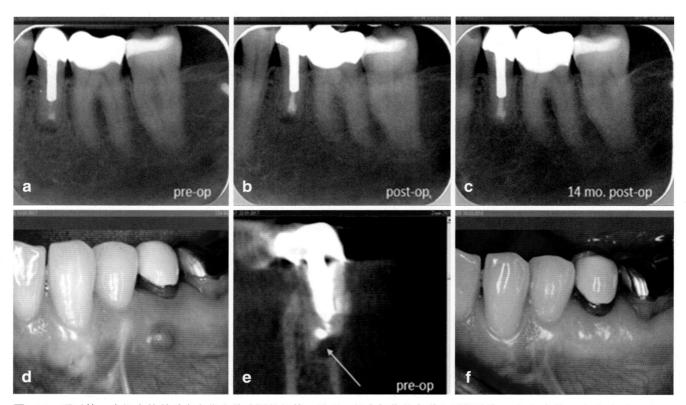

图3.23 通过第二次根尖外科手术定位之前遗漏的根管，处理35根尖部位的窦道和牙龈肿胀。（a）术前。（b）术后。（c）术后14个月。（d）术前牙龈肿胀。（e）箭头显示第一次根尖倒预备的方向错误。（f）口内照片显示牙龈病变愈合。（该病例由Michiel de Cleen博士提供）

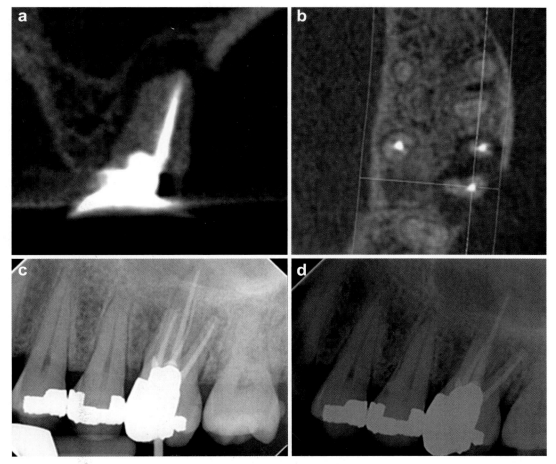

图3.24 （a）CBCT冠状位片显示遗漏的MB$_2$根管。（b）CBCT横断位片进一步确认。（c）牙胶追踪窦道来源。（d）近中偏移投照。（该病例由Jerad Divine博士提供）

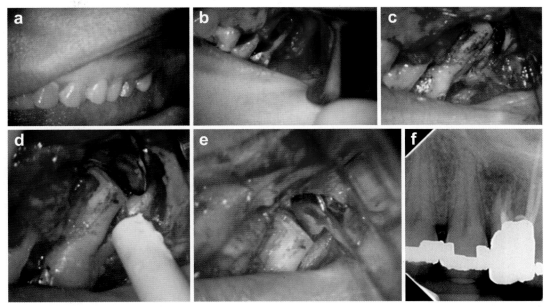

图3.25 （a）术前照片。（b，c）暴露根尖骨质缺损，并用亚甲基蓝染色。（d）显微口镜定位显示近中颊侧第一根管和峡区。（e）根尖倒预备。（f）拍摄根尖片评估根尖倒预备效果。（该病例Jerad Divine博士提供）

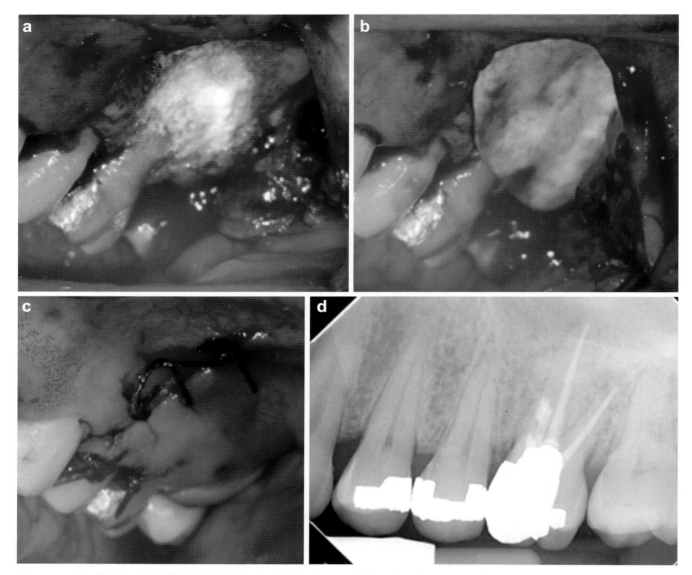

图3.26 （a）将含有硫酸钙的骨移植材料放置于缺损部位。（b）放置胶原膜。（c）缝合。（d）术后拍摄根尖片评估根尖倒充填效果。（该病例由Jerad Divine博士提供）

现近中根根折，治疗过程则如图3.27所示。某些情况下，根管治疗后的牙齿，如果牙龈肿胀和深牙周袋经久不愈，可能提示根折。图3.27所示，患牙牙龈持续肿胀，并具有独立的深牙周袋，诊断为牙根纵裂。牙龈翻瓣后，可见近中颊根根折，行截根术以保留患牙。接下来我们将对该问题进行简要讨论。有关该问题的更多信息，建议读者阅读本书第7章。

3.4.3　劈裂牙与牙根纵裂

根管治疗后患牙发生牙根纵裂是根管治疗失败的主要原因。以往人们认为牙根纵裂是由于根管充填时的侧向压力所致[59]。然而，目前大多数学者认为，牙根纵裂主要由于大锥度镍钛旋转器械的使用，牙根冠1/3牙体结构去除过多所致[60]，以及进行根管治疗（甚至还未进行根管治疗）的牙齿咬合负

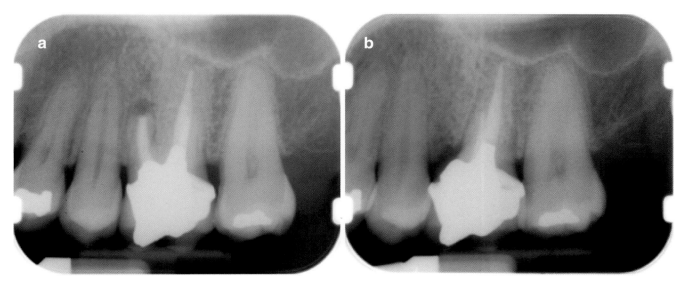

图3.27 26诊断为牙根纵裂,切除近中颊根的术前(a)和术后(b)根尖片。(该病例由Jerad Divine博士提供)

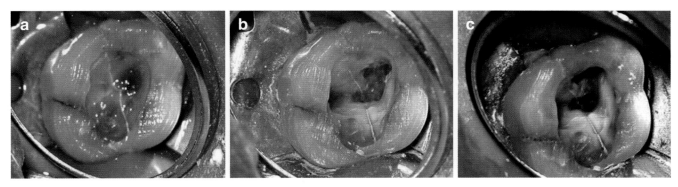

图3.28 逐层磨除患牙近远中向裂纹。(a)磨除牙釉质。(b)揭全髓顶。(c)定位、预敞根管。裂纹穿过髓底到达根分叉区域,提示患牙无法修复。

载过度所致[61]。冠折是牙齿进行根管治疗的原因之一。图3.28中展示的是一例无法修复的冠折病例。折裂线贯穿髓室底的近远中,该类型的冠折最终会导致牙齿完全劈裂。大多数情况下,需要拔除患牙,行位点保存以及牙周植骨术,保证足够的骨量以行种植修复[62]。

如第7章所述,根管治疗后发生牙根纵裂的牙齿,通常具有一些共同特点。这些特点包括:受累牙根近远中可能存在窄而深的牙周袋、牙龈表面可能存在窦道[63]。图3.29展示了牙根纵裂患牙的典型表现,22附着龈缘处可见窦道,近中舌侧探及单个窄而深的牙周袋,患牙诊断为牙根纵裂,最终拔除。

3.4.4 牙颈部外吸收

牙颈部外吸收,也称为侵入型牙颈部吸收,在临床上比牙内吸收更常见[64],并且可能没有明显的症状。从影像学上看,牙颈部外吸收与牙髓独立存在,由此可与牙内吸收相鉴别[65]。牙颈部外吸收的临床表现为颊侧局部牙龈炎症,牙冠呈粉红色[66]。Heithersay根据牙根部外吸收的X线片表现,将其分为1~4级[67]。近年来,随着CBCT的应用,有学者提出了能够更好体现牙根部外吸收三维特性的新分类系统[68]。牙颈部外部吸收的危险因素目前尚不清楚,但是外伤牙或伴牙骨质缺损的患牙发生风险较高[69]。牙周膜细胞的损伤会导致局部炎症和缺

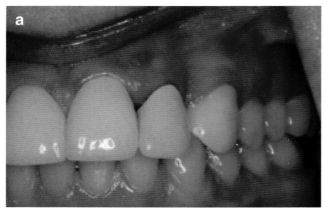

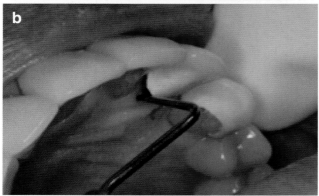

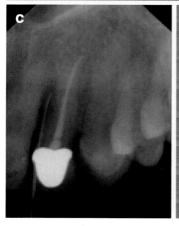
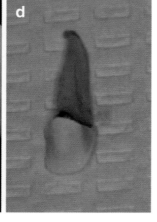

图3.29　伴牙根纵裂的22。（a）颊侧附着龈缘可见窦道。（b）舌侧存在窄而深的牙周袋。（c）舌侧牙周袋的牙胶示踪片。（d）患牙拔除后可见牙根纵裂。（该病例由密苏里大学堪萨斯城分校牙科学院提供）

氧，进而激活破骨细胞；通常破骨细胞无法附着于前期牙骨质，但是如果前期牙骨质或牙本质表面的牙骨质缺损，破骨细胞则可能引发牙颈部外吸收。牙本质吸收和骨样组织的沉积过程持续进行，然而由于前期牙本质的存在，破骨细胞无法附着，因此

可以保护牙髓免于暴露[69]。

医生需要根据牙颈部外吸收的严重程度，制订不同的治疗方案。Heithersay 1级和2级病例，治疗一般只涉及简单的牙周翻瓣手术，清除肉芽组织后修复缺损，而无须根管治疗；Heithersay 3级需要进行更为广泛的牙根修复和牙冠延长术，并进行根管治疗；Heithersay 4级病例预后较差。图3.30和图3.31展示了一例Heithersay 3级病例。患者主诉下颌右侧后牙偶有咬合痛，检查发现牙根外吸收。患牙无明显症状，冷测正常，叩诊、扪诊均无疼痛，而颊侧探诊敏感，存在4mm牙周袋，龈缘探及龋损。CBCT显示患牙颊侧存在Heithersay 3级外吸收病变。由于颊侧缺损近髓，因此考虑先完成根管治疗，然后行牙周翻瓣术和冠延长术充分暴露缺损，使用三氯乙酸处理缺损以彻底清除肉芽组织，最后使用Geristore®（Den Mat Holdings，LLC）修复缺损。

3.4.5　大范围根尖周病变的减压治疗

当患牙的牙髓坏死发展为根尖周炎时，可能会产生大范围的根尖周病变，甚至形成囊肿[39,70]。根管治疗完成后，范围较大的病变可能无法完全消退，需要手术摘除囊肿。但是对患者来说，囊肿摘除术存在一定风险，可能会导致邻牙牙髓坏死，形成手术缺损[71-72]。虽然减压治疗不是牙髓-牙周病变的经典疗法，但减压治疗通过在根尖周组织形成一个小的开口，放置引流管，患者可以用生理盐水或氯己定溶液冲洗8~12周；随后取出引流管，根尖病变在6个月内会明显愈合[71]。

图3.32~图3.35展示了一例伴大范围根尖周病变，经过为期7个月的减压治疗而取得成功的病例。患者最初就诊的主诉是上颌右侧前牙区疼痛。12对冷测及电测均无反应，13和11对冷测及电测均反应正常。12叩诊和扪诊轻度疼痛，不存在窦道。13、12、11牙周探诊均正常。12诊断为牙髓坏死合并有症状性根尖周炎。根尖片显示根尖区大范围透射影，病变从13的根尖区位延伸至11和21的中间区

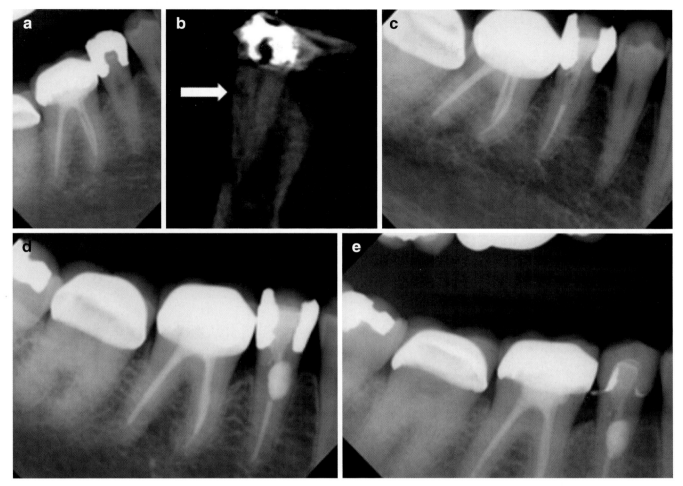

图3.30　45吸收治疗过程的X线片。（a）根尖片显示牙根吸收。（b）CBCT冠状断面，箭头显示吸收部位。（c）牙齿经根管治疗并用纤维桩和BU核进行修复。（d）牙周翻瓣后，充填修复缺损。（e）桩冠修复后2个月根尖片。（该病例由Jerad Divine博士提供）

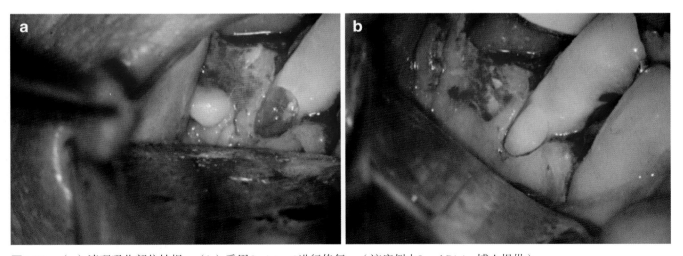

图3.31　（a）清理吸收部位缺损。（b）采用Geristore®进行修复。（该病例由Jerad Divine博士提供）

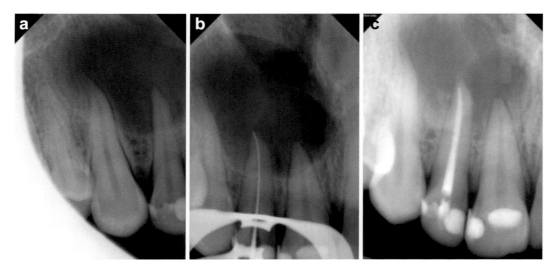

图3.32　12伴大范围根尖周病变，拟行根管治疗。（a）术前X线片。（b）拍摄确定工作长度的X线片。（c）术后X线片。（该病例由Shane Clark博士提供）

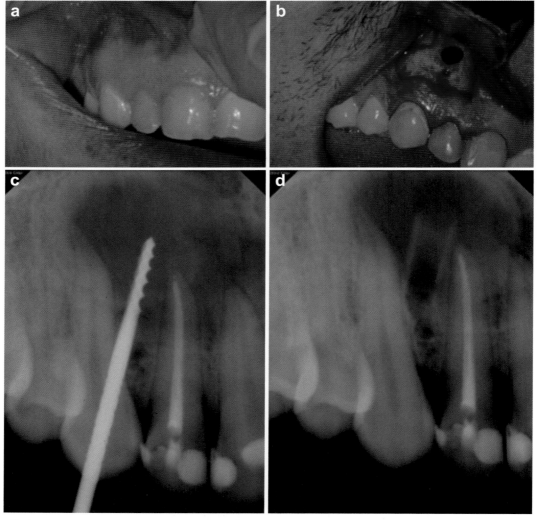

图3.33　通过外科翻瓣，去骨，以便放置引流管。（a）术前口内照片。（b）翻瓣，去骨，进入根尖病变区。（c）通过外科钻确定去骨位置。（d）放置引流管后的根尖片。（该病例由Robert Edwards和Shane Clark博士提供）

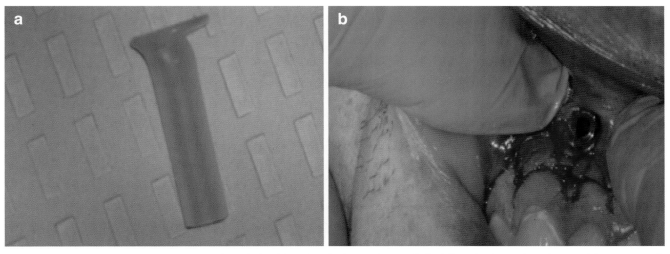

图3.34　（a）由静脉输液管制成的引流管。将输液管一端压在热金属表面上使其熔化和成形，形成一个凸形端部，然后调节引流管的长度，以适合缺损的后壁。（b）放置引流管。告知患者如何通过引流管进行冲洗。（该病例由Robert Edwards和Shane Clark博士提供）

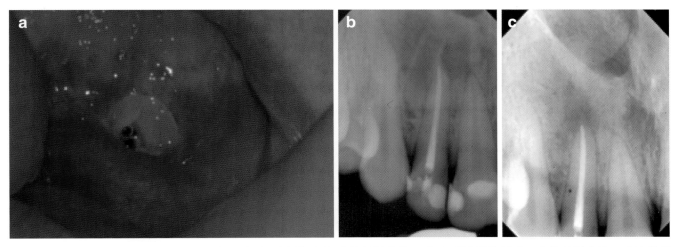

图3.35　（a）引流管放置后2个月的照片。（b）引流放置后4个月的根尖片。（c）引流管放置后11个月的根尖片。（该病例由Robert Edwards和Shane Clark博士提供）

域。患牙从8月份开始根管治疗，10月份完成。与患者讨论治疗的风险、获益及其他方案后，建议患者行减压治疗。取得患者知情同意后，11月份在病变腔内放置由静脉输液管制成的引流管行减压治疗。由于颊侧表面皮质骨较厚，翻瓣暴露牙槽骨，行骨切开术制备开口，以便插入引流管。患者依从性良好，使用一次性注射器和Peridex®进行冲洗，并每个月按时复诊。复诊时，移除、清理和剪短引流管，使其与牙龈组织相适应，7个月后，拔除引流管。减

压治疗后约11个月，根尖片显示患牙根尖区域的炎症几乎完全消退。

3.4.6　意向性再植

由于根管系统特殊的解剖结构和位置，当已接受根管治疗的牙齿再次发生牙髓感染时，可能无法通过再治疗或外科手术治愈。如果牙齿邻近重要组织结构，例如颏孔、下颌神经管、下颌第二磨牙外

斜嵴，或具有独特的C形根管，医生通常会考虑拔除患牙。然而，一些文献[73-74]认为可通过意向性再植术处理以上情况。根据Grossman的定义，意向性再植术包括意向性拔除患牙、评估牙根情况、处理根尖（包括根尖切除和根尖倒充填）以及将牙齿重新植入牙槽窝内[75]等操作步骤。一项系统综述研究显示，意向性再植患牙的存留率为73%～100%，12年内的平均存留率为89.1%[74]。意向性再植术的成功很大程度上取决于术者是否严格按照以下治疗方案：恰当的选择病例，微创拔牙，保护牙周膜细胞，口外操作时间不超过15分钟，使用牙科手术显微镜，使用硅酸钙水门汀材料进行根尖倒充填[76]。图3.36展示了Grzanich等提出的意向性再植的操作流程[76]。

图3.37～图3.39将展示一例按照Grzanich等提出的操作流程完成的一例意向性再植病例。13岁女性患者，要求评估2年前曾接受根管治疗的牙齿。临床检查发现患牙无症状，颊侧牙龈存在窦道，X线片显示根尖区存在大范围透射影，诊断为慢性根尖周脓肿。取得患者家长知情同意后，对患牙进行

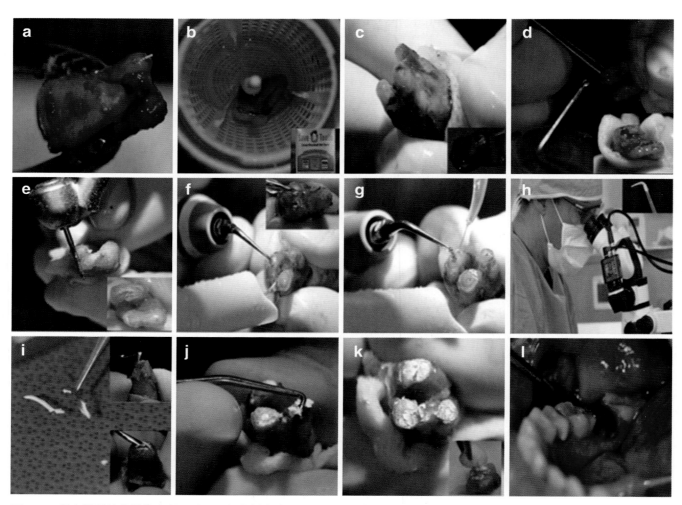

图3.36 意向性再植的操作流程：（a，b）微创拔除患牙后，立即将牙齿置于Hank平衡盐溶液中。避免触碰牙根以及表面剩余的牙周膜。（c）检查牙根，并对牙根进行染色。（d）用蘸有Hank平衡盐溶液的湿纱布固定牙齿（仅牙冠部分）。在显微镜下进行观察并去除根部所有肉芽肿/炎症组织。（e）根尖切除。（f，g）在生理盐水的持续冲洗下，用超声工作尖进行根尖倒预备。（h）所有操作均在牙科手术显微镜下进行。（i～k）根尖倒充填。（l）将牙齿重新植入牙槽窝。（Grzanich等，2017）

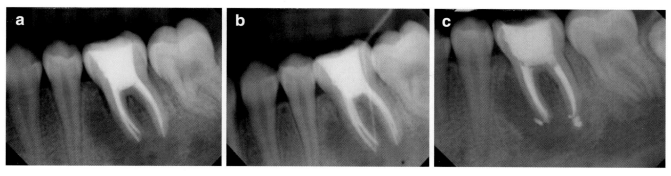

图3.37　36根管再治疗。在根管充填前，根管内封氢氧化钙达2个月。（a）根管再治疗。（b）术前根尖片。（c）术后根尖片。（该病例由Anthony Altomare和Stephen Harrison博士提供）

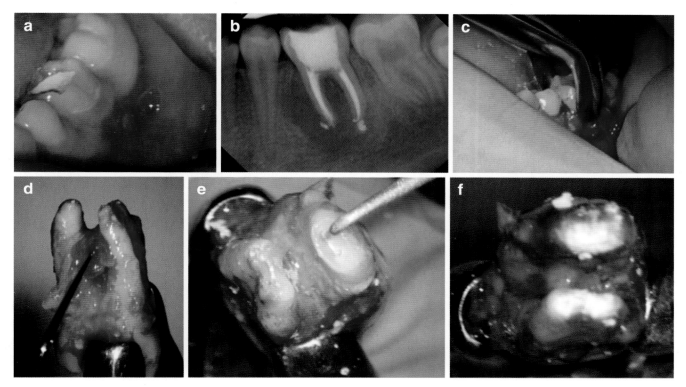

图3.38　（a）36意向性再植术前拍摄的口内照片。（b）术前X线片。（c）用牙钳拔除患牙。（d）检查患牙牙根，清除肉芽组织。（e）根尖切除术。（f）使用生物陶瓷材料进行根尖倒充填。（该病例由Anthony Altomare和Stephen Harrison博士提供）

根管再治疗（图3.37），但是治疗完成几个月后，窦道仍然存在。考虑到患者的年龄和病变的范围，建议进行意向性再植，向患者家长说明情况，取得知情同意。意向性再植由两名医生合作完成，口外操作时间为16分钟，患牙进行根尖切除术和根尖倒预备，预备深度为2~3mm，使用BC RRM-Fast Set Putty®（Brasseler USA）倒充填。图3.38所示为意向性再植术的X线片和口内照片，图3.39所示分别为意向性再植术后即刻和术后2个月的口内照片，以及术后2个月和6个月的根尖片。6个月后复诊，可见窦道消退，根尖周病变明显愈合。

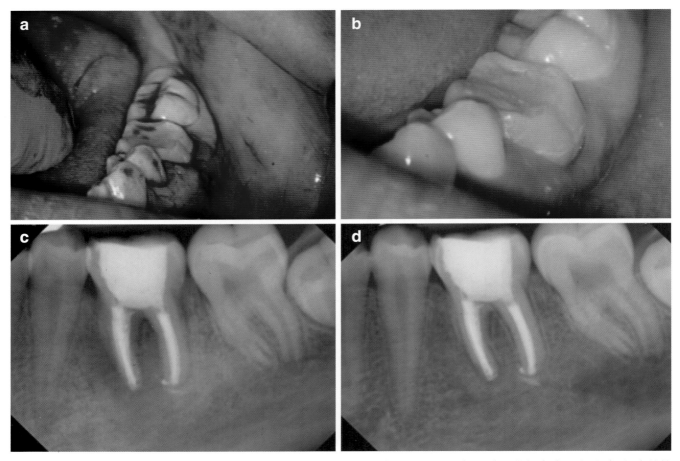

图3.39 （a）36意向性再植术后即刻口内照片。（b）术后2个月的口内照片。（c）术后2个月的根尖片。（d）术后6个月的根尖片。（该病例由Anthony Altomare和Stephen Harrison博士提供）

3.4.7 畸形根面沟

畸形根面沟，也称为舌侧沟，是一种发生于上颌切牙的发育异常，尤其好发于侧切牙[77]，也由文献报道了一例上颌第二磨牙发生畸形根面沟的病例[78]。畸形根面沟是由于在牙胚发育过程中，牙釉质和Hertwig's上皮根鞘部分折叠形成[79]。畸形根面沟大多始于舌隆突，并向根方延伸至根面。根面沟通常导致患牙周围产生较深的牙周缺损，导致感染发生。由于牙根解剖结构改变，牙髓坏死的概率增加，可能会形成真正的牙髓–牙周联合病变[80]。畸形根面沟的发生率为2.8%～8.5%，但在某些种族中，其发生率可高达44.6%[81-82]。

文献中报道的大部分畸形根面沟病例首先需接受根管治疗，然后进行牙周翻瓣术和引导组织再生术。图3.40和图3.41[83]为2006年报道的一个病例：患者唇侧牙龈窦道持续1年。患牙无症状，临床检查显示12对冷热刺激无反应，扪诊和叩诊无不适，舌侧探及深达10mm的牙周袋。X线片显示患牙根尖周低密度影，通过牙胶追踪，发现窦道与患牙根尖区域相通（图3.40）。由于存在舌侧根面沟，患牙诊断为牙髓坏死合并慢性根尖脓肿和牙周脓肿。患牙首先接受根管治疗。观察数月后，由于舌侧牙周袋未消退，行牙周翻瓣术，并充填冻干同种异体骨和釉基质蛋白衍生物进行引导组织再生术（图3.41）。

在另一篇的畸形根面沟病例系列报道中[84]，学者们提出了不同的治疗方法。与Schwartz等在根管治疗后进行牙周翻瓣手术的理念不同，Tan等采用意向性再植术来处理这种特殊的牙根解剖缺陷。图3.42和图3.43展示了其中的一个病例：首先完善根管治疗，然后拔除患牙，以更好地进入舌侧沟缺损区。使用硅酸钙水门汀充填根面沟，检查根尖后，进行牙根切除术以及根尖倒充填术。

这些畸形根面沟病例都通过牙髓和牙周联合治疗取得了良好的效果。了解牙髓–牙周病变的相互关系对于处理此类病例至关重要。

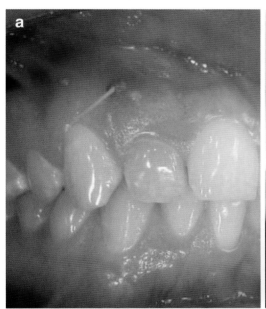
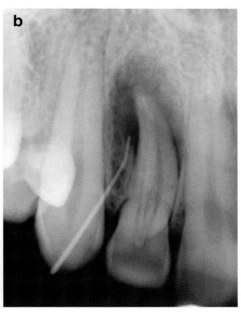

图3.40　（a）将牙胶尖插入窦道。（b）拍摄X线片以追踪窦道的走行方向。患牙舌侧探及深达10mm的牙周袋。注意独特的多根管解剖结构。（Schwartz等，2006）

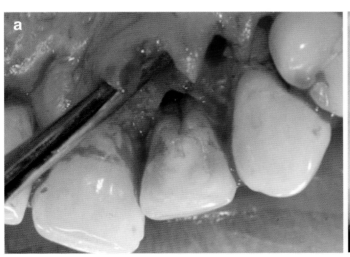
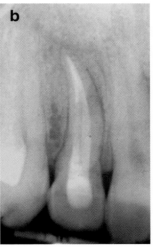

图3.41　（a）牙周翻瓣术暴露缺损，通过修整根面和行引导骨再生术治疗根面沟缺损。（b）术后6个月随访。（Schwartz等，2006）

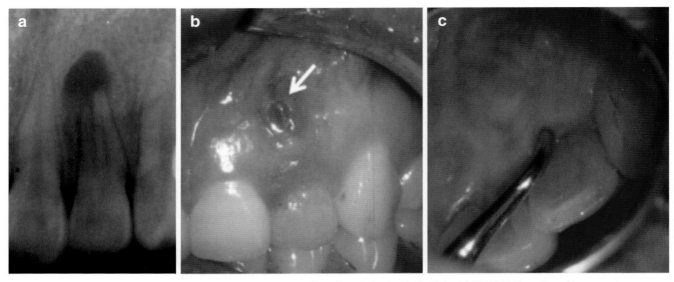

图3.42　22伴畸形根面沟。（a）术前X线片。（b，c）口内照片显示患牙唇侧窦道和舌侧深牙周袋。（Tan等，2017）

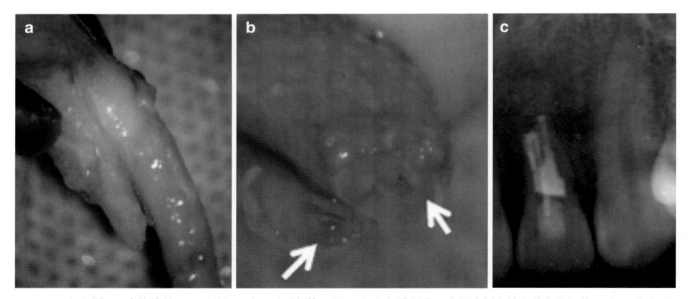

图3.43　（a）图3.42中拔除的22，可见根面沟以及舌侧第二根。（b）切除根尖，在根尖倒充填之前定位根管。（c）治疗后1年的X线片。（Tan等，2017）

3.5　涉及牙周结构的其他罕见牙髓病

3.5.1　豆类肉芽肿

牙齿发生慢性进行性破坏的患者可能会出现一种罕见的情况，Simon等称之为豆类肉芽肿[85]。豆类指可食用的豆科作物的种子，例如豌豆、黄豆和扁豆。豆类肉芽肿是指这些种子中的某一种嵌入人体组织，从而导致感染。据报道，这种肉芽肿主要发生在肺或胃肠道[86-87]。如果牙齿由于龋坏或牙体结构缺失发生牙髓坏死使髓腔暴露，或患牙开始行根管治疗但尚未完成，而临时充填材料脱落，在咀嚼作用下食物可能会进入根管系统，进而可能会出现豆类肉芽肿。如图3.44所示，该患者22 1年前曾接受根管治疗，后充填体脱落，出现腭部疼痛。临床检查发现患牙叩诊和扪诊敏感。诊断为22根管治疗后发生急性根尖周脓肿。上颌左侧腭部脓肿区域切开引流，可见化脓性渗出物；1周后，患牙行根管再治疗，纤维桩和树脂核修复，牙体预备后拟全冠修复。1个月后，患者主诉腭部仍有肿胀疼痛，于是行

第二次切开引流，脓液排出后，用生理盐水冲洗，伤口中冲出异物，形状不规则（图3.45），异物为盘绕而成的结晶物，大小约3mm×3mm。在显微镜检查前，对异物进行处理过程中导致其溶解。显微镜下异物中可见与放线菌病变中发现的病原体相一致的丝状菌。4个月后，即根管治疗后5个月，患者腭部肿胀及其他症状均消失。对患者询问后，发现患者在就诊之前，患牙食物嵌塞长达1年之久，因而该病变发生的合理解释是，食物和细菌在咀嚼压力作用下，被推出根尖孔，随着时间推移，卷曲成一团，发生豆类肉芽肿。然而，该患者后期失访，无法继续评估大范围根尖周病变的愈合情况。

3.5.2　牙骨质撕裂

随着年龄的增长，患者罹患牙周病的风险增大[38]。在牙周病进展过程中，牙根周围牙槽骨逐渐减少，这可能会导致牙根表面应力增加，从而发生牙骨质撕裂[88]。牙骨质撕裂是指牙根表面的牙骨质沿牙骨质牙本质界，发生完全或不完全的分离。

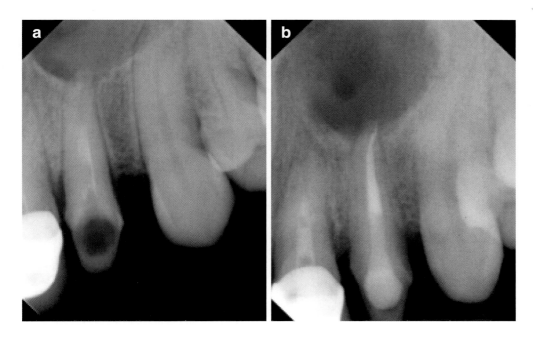

图3.44　（a）术前X线片。（b）术后X线片。（该病例由Chris Lingard博士提供）

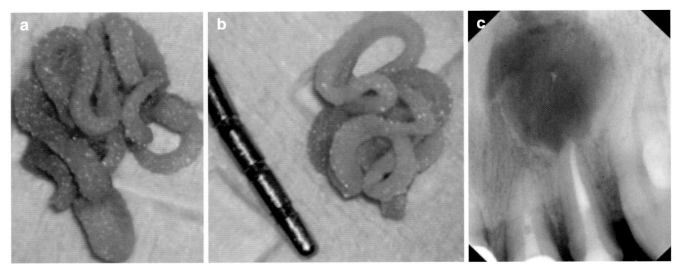

图3.45　（a）切开引流排出的异物照片。（b）在异物旁边放置1mm刻度的牙周探针（作为参照）。（c）切开引流术后4个月根尖愈合的情况。患者此时无任何症状。（该病例由Chris Lingard博士提供）

患者可能具有不同的临床表现，通常包括：深牙周袋伴牙龈炎症、窦道、疼痛，如果不治疗可能会造成严重的牙周组织破坏[89-90]。牙骨质撕裂与牙根纵裂不同的是前者未累及根管，但是如果不处理，仍会造成牙周组织破坏，从而影响牙髓活力，形成真正的牙髓-牙周联合病变[90]。临床上一般通过牙周手术和引导组织再生术以去除撕裂牙骨质，修复缺损区域[91-92]。

Lin等（2011）在对牙骨质撕裂进行了详细的研究[90]。在一项关于牙骨质撕裂的多中心研究中，他们收集了1987—2008年在4家医院就诊的71颗牙骨质撕裂患者的相关数据，分析牙骨质撕裂的危险因素，包括年龄、性别、牙齿类型、外伤和咬合创伤。结果显示，牙骨质撕裂更易发生在60岁及以上的男性，最常见的部位是切牙，而上下颌磨牙较罕见。咬合创伤是牙骨质撕裂的高危险因素之一。牙骨质撕裂与牙髓坏死以及既往根管治疗无关。图3.46展示了一例伴牙骨质撕裂的上颌中切牙，患牙曾接受根管治疗和桩核冠修复，但是仍存在牙龈炎症，并探及窄而深的牙周袋。其治疗过程包括牙周翻瓣、去除牙骨质撕裂片、根面平整和植骨。

对存在牙龈炎症、窄而深牙周袋且伴咬合痛的患牙进行评估时，了解产生这些症状的可能病因，对于正确进行鉴别诊断非常重要，也有助于医生明确处理的是牙髓病还是牙周病，或两者兼有。在诊断过程中，医生要意识到牙骨质撕裂的存在，并对牙根纵裂和根尖周脓肿进行鉴别诊断。

3.5.3　一过性根尖破坏和根尖周牙骨质结构异常

最后讨论的两种病变一般认为不属于牙髓-牙周联合病变，然而认识并了解这两种病变，对于根尖病变的影像学诊断非常重要。临床上通常将一过性根尖破坏（TAB）与根尖周牙骨质异常增生一并考虑，它们是临床表现相似的两类疾病。了解这两种疾病可避免不必要的牙髓治疗。

1986年，Francis Andreasen首次提出一过性根尖破坏[93]，发育成熟的前牙在外伤脱位后可能会出现这种情况。尽管患牙的牙髓敏感性发生变化，牙

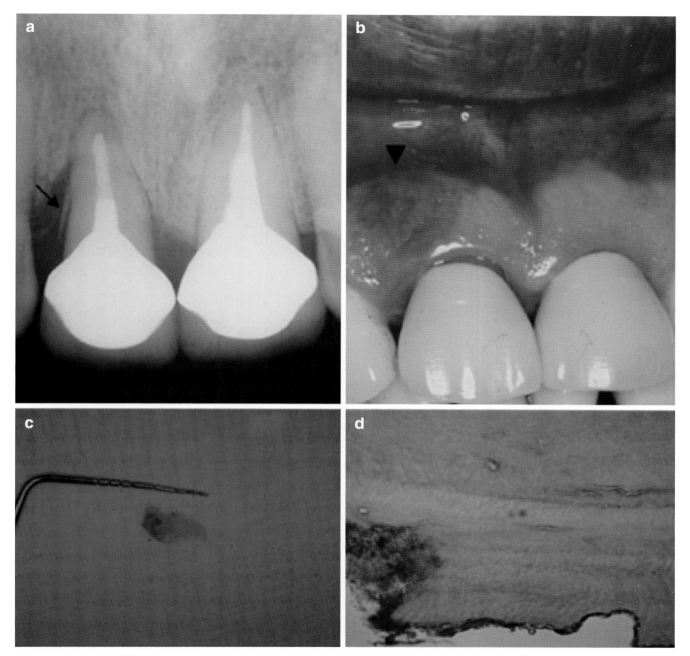

图3.46　（a）46岁男性患者，11术前根尖片可见典型的牙骨质撕裂（箭头所示）。（b）口内照片显示11牙龈炎症和窄而深牙周袋（箭头所示）。（c）摘除的牙骨质撕裂片。（d）牙骨质撕裂片的组织学图片（放大200倍）。（Lin等，2011）

体颜色改变，并且根尖片显示牙根吸收和根尖透射影，但是牙髓仍然存活[94]（图3.47）。以上这些症状即便不处理也可逐渐消失，而通常会导致牙根变圆钝和根管堵塞。也有报道称TAB是正畸治疗所

致，表现为牙齿对冷测无反应，叩诊敏感，牙冠变灰[95]，X线片显示患牙根尖存在范围较小的透射影，牙周膜影像增宽。正畸加力停止10周后，牙髓活力和牙冠颜色恢复正常，根尖区透射影消失。

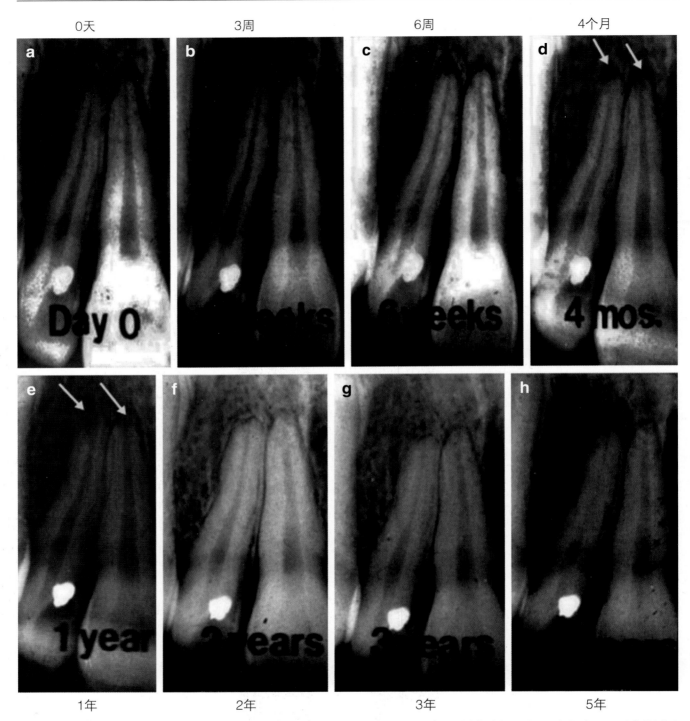

0天	3周	6周	4个月

1年	2年	3年	5年

图3.47　（a）19岁男性患者，牙根已发育完全。11和12脱位后出现TAB，表现为牙周膜增宽。（b，c）根尖区可见小范围透射影。（f，g）随后12出现根尖圆钝和根管闭塞。（g，h）11的根尖圆钝。外伤后4个月（d）和1年（e）的2颗牙齿均出现牙内吸收（箭头所示）。（Andreasen，2015）

根尖周牙骨质结构不良与TAB类似，也可出现根尖透射影，但是通常位于颌骨前部区域，范围较大且累及多颗牙，牙齿无症状且牙髓仍存活（牙髓敏感性测试反应正常），不需要进行治疗。当根尖周牙骨质结构不良累及颌骨单个区域时又称为局限性牙骨质结构不良[96]，累及多个区域时称为广泛性牙骨质结构不良。

根尖周牙骨质结构不良是一种骨质吸收和骨质形成同时存在的病变，根尖区域可见小叶状或不规则形状的骨质（图3.48）。一篇系统综述研究显示，在根尖周牙骨质结构不良病例中，59%为黑种人，37%为亚洲人，3%为白种人[97]。广泛性牙骨质结构不良出现在颌骨的多个区域（图3.49和图3.50），骨质增生可能会穿通口腔黏膜，导致继发感染，治疗难度较大[98]。X线片上表现为高密度影像的病变，在组织学上由类骨质和骨样物质组成，

内含成纤维细胞与钙化的骨小梁[96,99]。临床上具有这类特征的患者，可能会被误诊为牙髓感染或牙周感染，但是如果医生了解这些病变的特点，并且采用正确的临床检查方法，最终能够完成鉴别诊断。

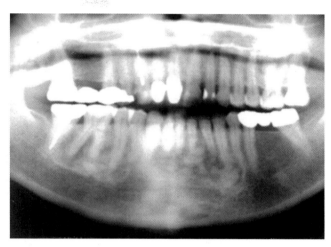

图3.49　牙骨质结构不良患者的全景片，可见下颌前磨牙区存在广泛的混合病变。（Tonioli等，2004）

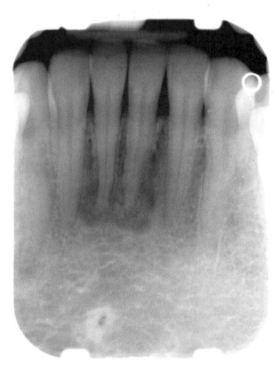

图3.48　中年黑种人女性患者，根尖片显示31、41牙根尖周透射影，全科牙医建议患者31、41行根管治疗，并将患者转诊给牙髓专科医生。临床检查显示下颌中切牙无症状，且牙髓活力测试正常。

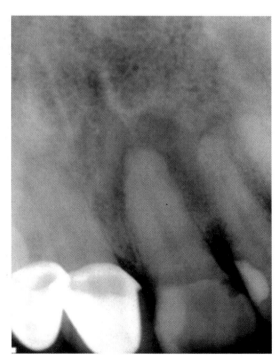

图3.50　图3.49患者上颌前牙根尖片上可见全景片无法显示的根尖周牙骨质结构不良。（Tonioli等，2004）

3.6   总结

本章节的主要内容是关于牙髓–牙周联合病变的牙髓考量因素，首先向读者介绍了解完整的牙科病史，以及使用各种牙髓敏感性测试方法准确描述和诊断牙髓、牙周状态的重要性。本章节中与牙髓牙本质复合体相关的内容，有助于读者了解牙髓感染入侵牙周组织的途径，及其与牙周感染的关系。牙髓病学和牙周病学的各种治疗措施为控制牙髓–牙周联合病变提供了多种治疗手段。本章节中为读者提供了一些临床病例，旨在从牙髓治疗的角度介绍了治疗各种牙髓–牙周病变的临床技术。此外，临床上可能还会遇到一些本章节中没有提及的能够导致牙髓或牙周病变的病理状况，医生应首先排除牙髓方面的病因，再考虑其他牙源性或非牙源性疾病。

3.6.1   结论

多种不同的牙髓病都有可能累及牙周组织。根据牙周病史、临床及影像学检查进行正确的牙髓诊断，对于判断预后以及制订后续治疗方案具有重要意义。

第4章　牙髓–牙周病变诊疗中的修复考量因素

Prosthetic Considerations in the Management of Endodontic-Periodontal Lesions

Joseph Nissan, Roberto Sacco, Roni Kolerman

4.1　引言

　　牙髓–牙周病变会给临床工作带来一些困难和挑战。牙周病与牙髓病之间的相互关系总是产生许多误解和临床分歧，而正确辨别牙周病和牙髓病的病理学特性又十分困难。牙痛往往是初始症状，但临床鉴别诊断存在一定的难度，因为它可能由牙髓病变引起，并可能影响牙周组织，反之亦然[1-2]。

　　由于牙髓–牙周病变的治疗方案缺少强有力的证据，最终导致拔除患牙。消除牙周袋及根管内的病原微生物是控制感染和实现牙支持组织再生的关键因素。

　　基于桩核冠的修复是罹患牙髓–牙周病变的牙齿最常用的治疗方法，让患牙在行使功能时抵抗机

J. Nissan (✉)
Department of Oral-Rehabilitation, School Dental-Medicine,
Tel Aviv University, Tel Aviv, Israel

Rabin Medical-Center, Belinson Hospital,
Petah-Tikva, Israel

R. Sacco
Barts and The London School of Medicine and
Dentistry, London, UK

R. Kolerman
Department of Periodontology and Dental
Implantology, School Dental-Medicine,
Tel Aviv University, Tel Aviv, Israel
e-mail: kolerman@netvision.net.il

械负载并适应口腔生物环境[3]。这也是在口腔中保留残冠或残根的重要方法。

　　虽然对于牙髓–牙周病变的患牙治疗已经进行了深入研究，但是后期修复治疗的计划、材料和其他一些临床特征仍存在争议。

4.2　直接修复与间接修复

　　由于预后的不确定性，牙髓–牙周病变治疗后的患牙修复治疗面临很多问题。直接修复（图4.1）是将修复材料（银汞合金或复合材料）直接充填入患牙中，而间接修复则为铸造金属冠或全瓷牙冠（图4.2）或间接部分修复体（例如嵌体和高嵌体，图4.3）组成。直接修复或间接修复对于修复患牙的临床效果比较存在争议。修复体的选择取决于剩余牙体组织量，还受修复体寿命和费用等因素影响。根据剩余牙体组织量和患者的功能需求，通常由临床医生决定是否使用桩核修复[3-4]。如果牙体组织丧失 >50%，尤其是边缘嵴破坏，没有更好的替代方案情况时，就需要使用根管桩来支持核修复体。使用桩核修复体能够提高患牙的固位形而不能提高患牙的抗力形。保留足够的牙根长度并使用根管桩，可以增加患牙的抗折性能并可以减少牙髓–牙周病变患牙治疗后根尖周病变的发生[5-13]。为

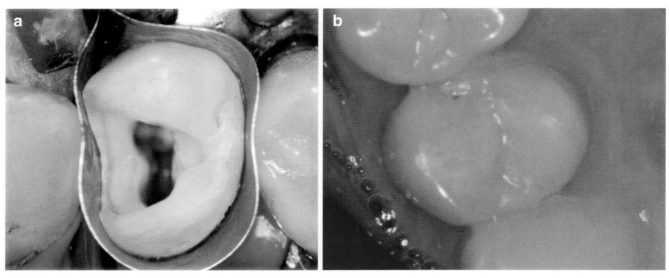

图4.1　（a）直接修复：修复前。（b）使用球形"Ceram.X"复合材料进行最终修复。

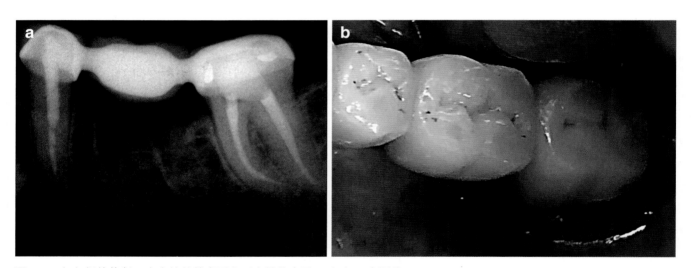

图4.2　（a）间接修复：含有桩的前磨牙和不含桩的磨牙。（b）口内照片。

了提高患牙存留率，建议减小桩的长度并使用复合树脂粘接剂进行粘固[14]。

基于以上证据，完成根充后的后牙若冠部缺损较小，剩余牙冠组织＞50%时，可以不需要内固位，采用间接修复和间接部分修复[15-16]；大多数边缘嵴存在时，可以采用直接修复。

观察期至少为3年的直接修复或间接修复的前瞻性和回顾性临床研究显示，根管治疗后患牙的修复，尤其是牙冠大范围缺损的患牙，不推荐使用间接修复。以冠为主的间接修复，其短期（5年）和中期（10年）生存率，均高于复合体或汞合金的直接修复，但短期（≤5年）生存率无差异。这还需要高质量的临床试验，特别是设计良好的随机对照试验进一步验证[17-18]。

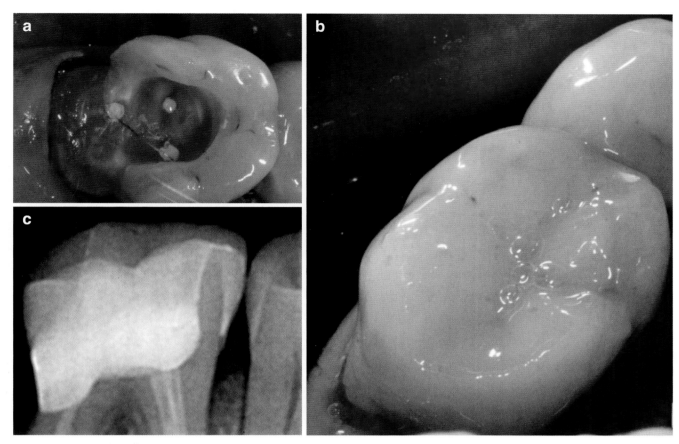

图4.3 （a）间接部分修复：修复前。（b）口内照片。（c）X线片表现。

4.3 修复时机和特点

牙冠微渗漏被认为是影响根管治疗和治疗后患牙存留率的重要因素之一，因为细菌和内毒素可以沿着根充物向内渗透[19-22]。

研究显示，混合细菌菌落的内毒素比细菌更容易也更迅速地渗透入根管系统，造成根管治疗后患牙的根尖周病变[23-24]。

另一个临床难题是进行永久修复的时机，是在根管治疗后即刻进行，还是等待病变缓解或消失后再进行。在一项比较永久修复和临时修复成功率的研究中，推荐完成根管治疗后适时而快速地进行永久修复[25]。

在置入桩和直接修复时，粘接剂也有助于防止微渗漏。在所有临床治疗（根管治疗和所有修复治疗）中均推荐使用橡皮障。树脂粘接剂是有效的牙冠密封剂，通过与牙体组织的化学粘接，减少桩和间接修复体的微渗漏。与之相反，磷酸锌粘接剂仅有物理粘固的作用[26-28]。

"牙本质肩领效应"是间接修复体长期成功的另一个重要因素。牙本质肩领是在牙冠预备过程中靠近牙龈的垂直向条带型牙体结构，能够增加固位形，并提供抗力形来延长修复体使用寿命。与没有牙本质肩领的修复患牙相比，一个垂直高度为1mm的肩领可以使抗折能力加倍[29]。为了最大限度地提高患牙的抗折性能，要求至少保证2mm的垂直高度和1mm的牙本质厚度。牙本质肩领效应和保存窝洞髓壁组织是保证牙髓–牙周治疗后患牙及间接修复体长期存留的主要因素[30]。

4.4　结论和临床建议

实现长期临床成功修复牙髓-牙周治疗后患牙的原则有：

- 余留牙体组织结构是决定修复类型和技术的因素（直接修复、间接修复或间接部分修复）。

- 完成根管治疗后，应尽快进行直接或间接的永久修复。

- 微渗漏被认为是影响牙髓-牙周治疗中和治疗后患牙存留的重要因素之一。

- 牙冠及牙根组织结构的保存是影响直接和间接修复体存留的主要因素。

- 当牙体组织丧失远大于50%，而没有其他替代方案时，就需要使用根管桩来固定核修复体，但这并不能增强患牙的抗力形。

- 对于根管桩和间接修复体，树脂粘接剂可以提供最严密的边缘封闭。

- 间接修复时，牙本质肩领是非常重要的。完整的牙本质肩领应该至少有2mm的垂直高度和1mm的牙本质厚度。

- 与使用复合材料或银汞合金等直接修复的患牙相比，绝大多数行冠修复的患牙具有更高的短期（5年）和中期（10年）存留率，但短期（≤5年）修复存留率没有差异。还需要高质量的临床试验，尤其是设计严谨的随机对照试验进一步验证。

第5章　牙髓–牙周病变诊疗中的牙周考量因素

Endodontic-Periodontal Lesions:
Periodontal Aspects

Carlos E. Nemcovsky, José Luis Calvo Guirado, Ofer Moses

5.1　引言

　　牙髓–牙周病变是指患牙同时存在牙髓病和牙周病。当牙髓病和牙周病同时存在时，会显著增加这类疾病的诊断难度。然而，明确病因对于制订恰当的治疗计划是必不可少。细菌、真菌和病毒感染等病因，以及其他促进因素，例如创伤、牙根吸收、医源性因素和牙齿发育畸形，在这类疾病的进展中具有重要作用[1]。牙髓和牙周病变可能互为因果，或两者是不同且独立的病变，随着疾病进展而相互影响[2-3]。

　　牙髓和牙周组织在胚胎来源、解剖学和功能上相互关联。牙髓和牙周膜细胞均起源于外胚层间充质，其分化为牙乳头或牙囊。虽然牙齿硬组织形成后将两种组织分开，但在发育完成的牙齿中，这两种具有共同胚胎来源的组织仍存在交通。牙髓和牙周膜可通过副根管或侧支根管相通，可能成为病原

体在两种组织中相互感染的通道；然而，在牙髓–牙周联合病变的致病因素中，牙本质小管的确切作用机制尚不清楚。副根管及侧支根管大多数位于牙根的根尖1/3和磨牙的根分叉区域。牙本质小管数量从牙骨质–牙本质到牙髓侧逐渐增多[4-6]。通过牙本质小管，牙髓及牙周膜中的液体和刺激物可相互流通，因此在牙釉质或牙骨质未完全覆盖的区域，牙髓可通过牙周袋暴露于口腔环境中。学者们对牙髓–牙周病变提出了很多种分类[7]，Simon等在1972年提出的分类是目前引用最多的[8]。由于临床中观察到大多数牙髓–牙周病变不是来源于牙髓就是来源于牙周组织，因此该分类根据病因将其分为原发性牙周病或原发性牙髓病。近期提出的一种分类[9]还根据患牙有无牙根破坏（穿孔、根折、根裂或牙根外吸收）进一步对牙髓–牙周病变进行区分。当然，牙周炎和非牙周炎患者也可能不存在牙根破坏。此外，根据患牙牙周破坏程度又分几个亚组。根据牙髓–牙周病变的病因，可将其分为：单纯性牙周病变、单纯性牙髓病变和牙髓–牙周联合病变。

1. 单纯性牙周病变。在裸露的根面上，牙菌斑积聚会引起牙周炎症沿着牙周、牙髓之间的交通导致健康牙髓组织出现病理性改变，相反牙髓感染也可以通过相同的途径影响牙周组织。然而，牙周致病菌是否能引起牙髓反应目前尚无共识。牙周

C. E. Nemcovsky (✉) · O. Moses
Department of Periodontology and Implant Dentistry,
The Maurice and Gabriela Goldschleger School of
Dental Medicine, Tel Aviv University, Tel Aviv, Israel
e-mail: carlos@tauex.tau.ac.il; moseso@post.tau.ac.il

J. L. Calvo Guirado
Faculty of Health Sciences, Department of Oral
Surgery and Implant Dentistry, Universidad Católica
San Antonio de Murcia (UCAM), Murcia, Spain
e-mail: jlcalvo@ucam.ed

病常累及牙列中多颗牙，牙周袋宽，在大多数情况下，牙髓仍有活力。

2. 单纯性牙髓病变。牙髓已经坏死、感染，可能存在通过牙周膜向冠方引流至龈沟的窦道。牙髓坏死、感染未经治疗可能会导致边缘牙周组织破坏。牙菌斑在窦道的龈缘形成并导致牙周炎。根管中的病原体可能会刺激上皮沿裸露的牙本质表面向下生长，并与龈缘相通，从而加重牙周炎症。极少数死髓牙可能伴牙周病的临床和影像学表现，存在窄而深的牙周袋，牙髓活力测试无反应，有时根尖周伴透射影。在单纯性牙髓病变中，仅做常规的牙髓治疗就会解决问题，术后随访会发现牙周袋愈合和骨修复。

3. 牙髓-牙周联合病变。当牙髓坏死感染，且同时伴深牙周袋时即为牙髓-牙周联合病变。牙根破坏主要由穿孔、根折或根裂等医源性因素引起，牙根吸收也属于此类。

　　在牙髓-牙周病变中，疾病类型主要因其感染来源而不同，牙周病是由龈缘处的牙菌斑生物膜导致的，而牙髓病变是由黏附在根管内壁生物膜释放的感染物引起的。

5.2　单纯性牙周病变

　　根面上的牙菌斑和牙结石积聚使炎症向根方进展从而导致龈缘炎症。牙菌斑中的内毒素与炎症介质导致牙周结缔组织、牙周膜和牙槽骨的破坏（图5.1）。

　　牙菌斑在裸露的根面上积聚及牙周病变可能沿着相应的通道导致健康牙髓组织出现病理性改变，相反牙髓感染也可以影响牙周组织健康（图5.2）。目前，关于牙周致病菌是否会引起牙髓变化尚未达成共识。一些研究表明，除非牙周炎症累及根尖，否则牙周病对牙髓没有影响。也有研究表明牙周病可引起牙髓变性，例如进行性钙化、纤维化和胶原吸收[3,6,10-17]（图5.3 ~ 图5.6）。

　　有研究表明牙周病可以导致牙髓病变和坏死，

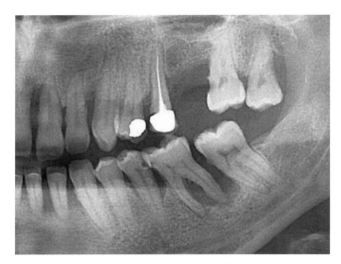

图5.1　36牙髓-牙周病变。注意其远中根的根尖周病变和累及多颗牙的重度牙周破坏。可发现大量龈下牙石。

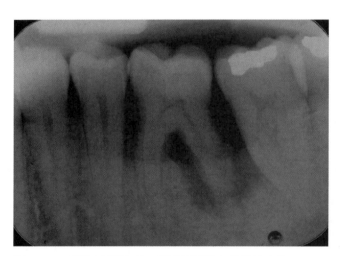

图5.2　36牙髓-牙周病变。邻牙牙槽骨也有明显丧失。

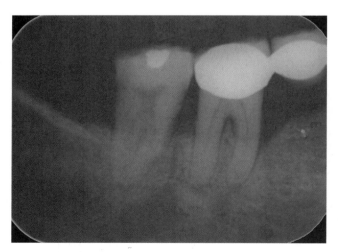

图5.3　46近中邻面存在较深的牙周缺损，且累及根分叉区域，根尖牙周膜略微增宽。

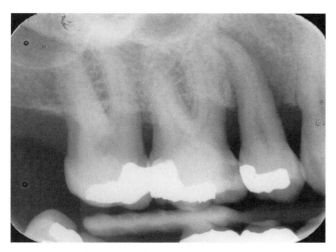

图5.4 15伴单纯性牙周病变，近中角形骨吸收深达根尖。牙髓活力测试有反应。注意邻牙的牙周状况。

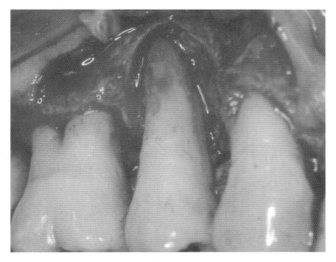

图5.5 在牙周手术中发现牙根暴露较多，但没有与根尖区相通。

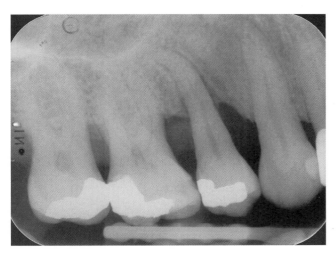

图5.6 术后3年X线片显示牙周缺损愈合良好，根尖区无异常。

特别是当副根管存在时[15,18-19]。患有不同程度牙周炎的非龋牙[20]会出现牙髓的病理性改变，然而只要来自根尖孔的主要牙髓血供未被破坏，牙髓仍然可以保持活力。大部分伴牙周病但是没有龋坏或充填物的患牙，会出现牙髓的病理性改变[12,21]。来自口腔的病原体可能会定植到根管侧支或副根管并引起牙髓慢性炎症反应，从而可能导致牙髓坏死[20-22]。当刮治、根面平整，或牙周手术使副根管与口腔相通时，可能会发生类似的情况。当牙周治疗导致牙本质暴露时，牙菌斑积聚可能会引起牙本质过敏，但是对牙髓活力无明显影响[23-24]；局部炎症反应通常发生在牙周机械治疗后的根面附近，然后相应根管壁上会以硬组织沉积的形式进行组织修复[25]。完整的牙骨质层对于保护牙髓免受牙菌斑中病原体的破坏至关重要（图5.7 ~ 图5.16）。

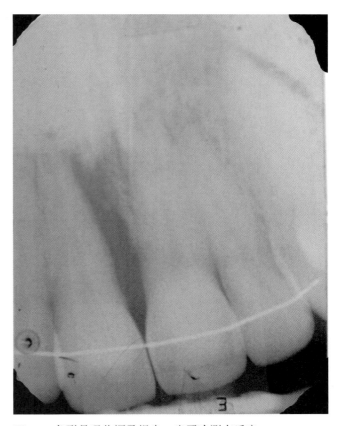

图5.7 角形骨吸收深及根尖。患牙冷测有反应。

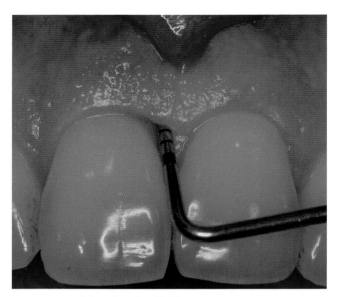

图5.8   11近中邻面探及深牙周袋。

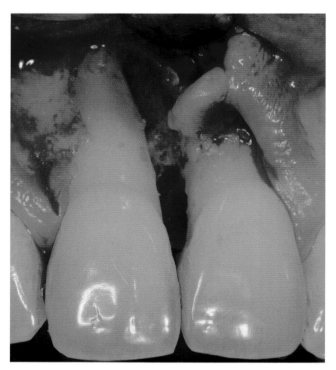

图5.9   11近中存在重度骨缺损但未累及根尖区。

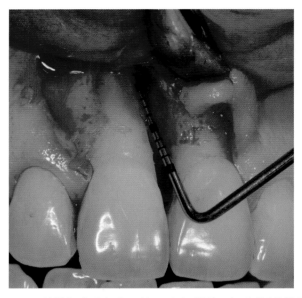

图5.10   骨缺损未达根尖区域。通过牙周探诊可测量其缺损大小。

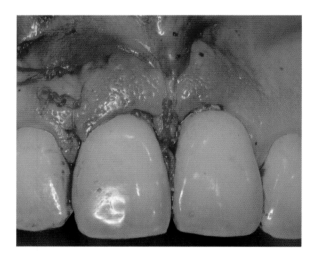

图5.11   术后照片。

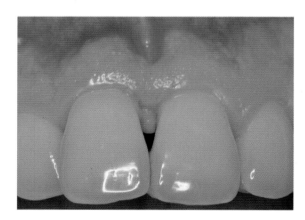

图5.12   牙周再生术后1年临床评估。需要注意的是，尽管使用了牙周固定，11仍往唇侧和近中方向轻微移动。牙间乳头未填满邻间隙。

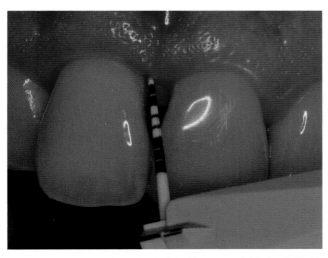

图**5.13** 牙周再生术后1年临床评估。用压力敏感牙周探针探诊，深度为4mm。

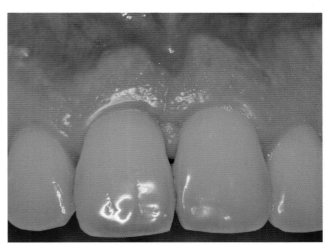

图**5.15** 牙周再生术后及正畸排齐中切牙完成后2年临床检查。龈乳头现在充满了邻间隙。

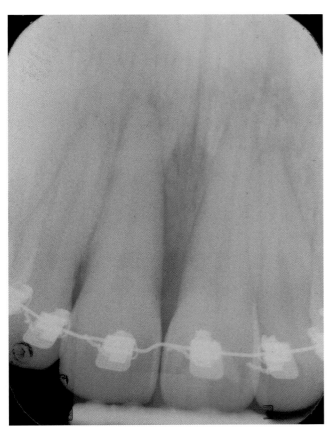

图**5.14** 正畸治疗排齐11期间拍摄X线片，可发现在其近中邻面有大量骨充填影像。

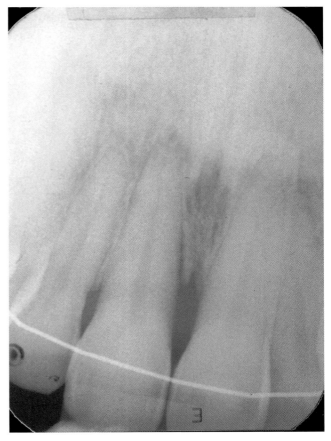

图**5.16** 牙周再生术后2年X线片，可见11近中邻面骨充填明显。

根尖孔是牙髓和牙周组织之间的主要通道，只有当牙菌斑感染累及根尖孔、影响牙髓的主要血供时，才会导致牙髓完全坏死。深牙周袋内的炎症产物可能会通过根尖影响牙髓[15,20,26-27]。微生物学和免疫学研究支持这样的假设，即牙周来源的牙髓-牙周病变的病原体是牙周袋内细菌。患有重度牙周炎的无龋牙根管中的微生物类似于相邻牙周袋中发现的微生物，表明这些微生物来源于牙周[28-32]。最常见的微生物可能是拟杆菌属、福赛坦氏菌、真细菌、螺旋体、沃林氏菌属、月形单胞菌属、弯曲杆菌和消化链球菌属[30,33-37]。

还有其他研究认为牙周病和牙髓状态之间没有明确的关系[3,14,26,28,38-39]（图5.3~图5.6）。只有2%的副根管使深牙周袋和牙髓真正连通[40]。

牙周病通常发生在牙列的多个区域，牙周袋宽，并且在大多数情况下，牙髓仍有活力（图5.17~图5.19）。然而，牙髓活力测试并不确定，活髓牙冷测敏感性为90%，而电活力测试仅为84%[41]。

牙髓活力测试为阳性的单纯性牙周病变，首先应该进行牙周治疗。如果牙髓坏死，还必须进行牙髓治疗（图5.20~图5.32）。

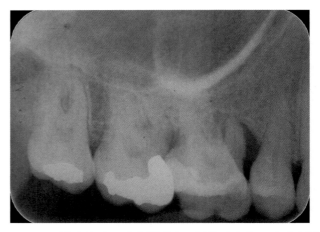

图5.18 X线片显示16重度牙周炎，根分叉病变，且近中颊根骨吸收超过根尖。牙髓冷测阳性。

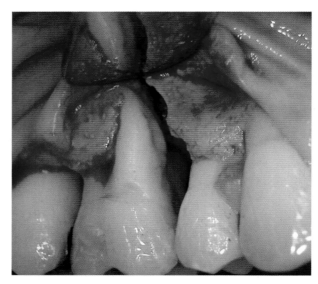

图5.19 术中显示16牙周破坏累及根分叉，近中颊根牙槽骨吸收未及根尖。

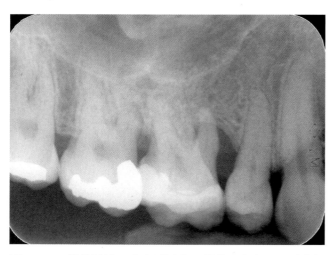

图5.17 X线片显示16重度牙周炎，根分叉病变，且近中颊根几乎没有支持骨。

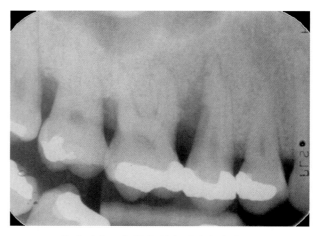

图5.20 X线片示右上象限的所有牙齿都存在牙周破坏，特别是15远中邻面的角形骨缺损深达根尖，在该区域具有轻微的透射影。

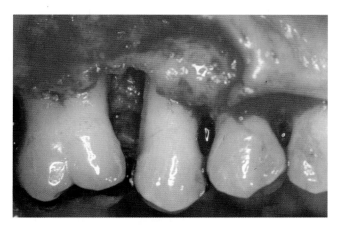

图5.21　术中显示15的牙周破坏，但未累及根尖。

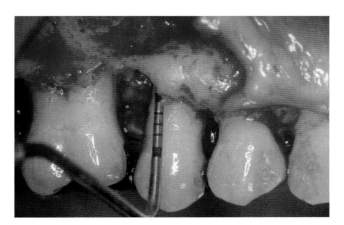

图5.22　牙周探针测量骨下袋深度。

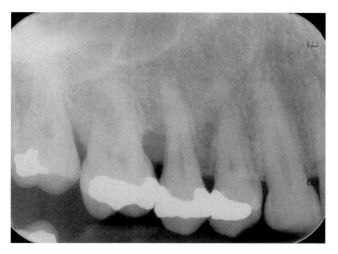

图5.24　牙周再生术后3年的X线片显示右上象限的牙槽骨得到改善，15远中的角形骨吸收改善尤为明显，无牙髓受累，冷测牙髓反应仍为阳性。

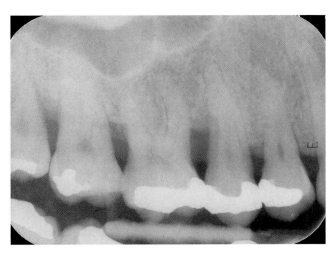

图5.23　牙周再生术后2年的X线片显示右上象限的所有牙齿都有支持骨，特别是15远中邻面的角形骨吸收有骨充填影像，牙髓未受累，冷测牙髓反应阳性。

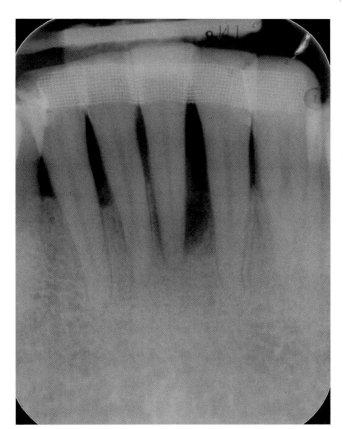

图5.25　X线片显示下颌前牙牙周支持组织重度破坏，特别是32存在角形骨吸收，深达根尖区。冷测牙髓活力呈阳性反应。

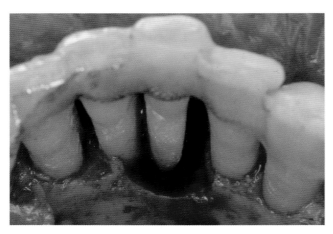

图5.26　术中发现大范围垂直骨缺损累及31、41的舌侧。下颌前牙行夹板固定，避免在治疗期间脱落。

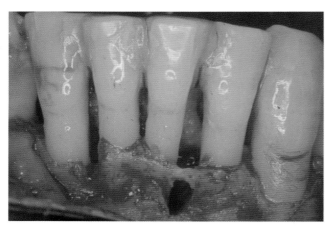

图5.27　术中发现所有下颌前牙牙槽骨重度破坏，31与32之间牙槽开窗及根面暴露。

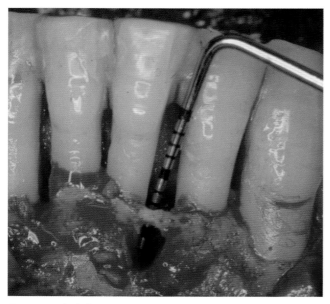

图5.28　术中使用牙周探针测量骨丧失量。牙周缺损深达根尖。

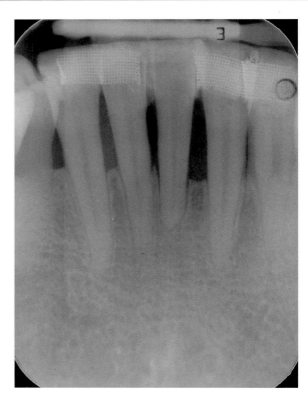

图5.29　牙周再生术后2年随访拍摄的X线片显示该区域骨质愈合。冷测牙髓反应阳性。

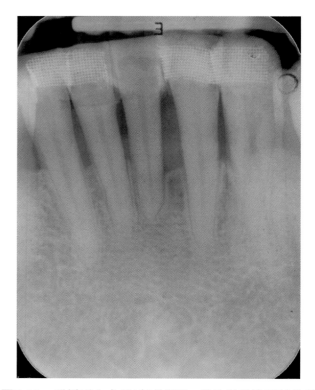

图5.30　牙周再生术后3年的随访X线片显示该区域骨质愈合。

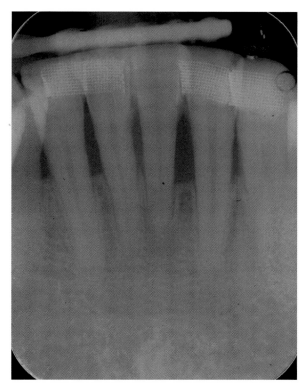

图5.31　牙周再生术后4年拍摄的随访X线片显示该区域骨质愈合。

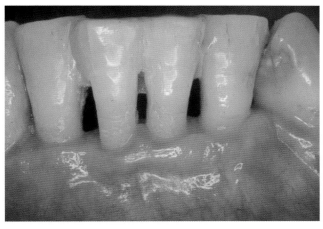

图5.32　牙周再生术后4年拍摄的临床照片，软组织无炎症表现。

5.3　单纯性牙髓病变

单纯性牙髓病变指由根管系统中存在的毒素引起的牙周组织中的炎症过程。

未经治疗的单纯性牙髓病变可能继发边缘性牙周组织破坏。龈缘处的牙髓源性窦道常导致牙菌斑在此处积聚，可能导致牙周炎。坏死根管中的病原体可以刺激上皮沿着裸露的牙本质表面向上生长，与龈缘相通，从而加重牙周炎症。

根管感染物可能是引起边缘性牙周炎症反应的原因[15,42-46]。研究发现与无牙髓感染的牙齿相比，有根尖周透射影的牙齿与深牙周袋[42-44,46-49]、更多的影像学附着丧失、角形骨缺损、更多的边缘骨吸收、治疗反应不佳及磨牙根分叉附着丧失等呈显著相关。细菌可能通过无牙骨质覆盖的牙本质小管导致牙周进一步破坏[62]。在一项关于猴再植牙的动物研究中发现，感染的猴牙再植后，裸露的牙本质表面与上皮向下生长相关[50]，并且与未感染的再植牙根相比，感染再植牙发生牙根吸收的区域更大。牙髓感染对牙周愈合有不利影响[29,42,46-49,51-52]。在根管感染的牙齿的牙周缺损处更多的是上皮覆盖，仅有较少量结缔组织形成[42,46,53]。

有报道称，在同一牙周炎患者中，根尖周有病变的患牙牙槽骨吸收往往比无根尖周炎症的患牙重[42,46]。根管治疗是否增加牙周破坏的影响尚不明确[54-55]。根分叉区副根管可能会增加牙周病变的风险[56-57]。根管治疗后的磨牙中常会伴牙周破坏[58]。行冠修复后的牙周牙髓联合病变的磨牙，观察13.2年，其存活率为比正常磨牙存活率低（67.4% vs. 85%）[58]。然而，根管治疗后的牙齿可能存在修复体边缘，有利于牙菌斑的积聚。

在根管治疗后的伴牙周病的磨牙中，有83%的患牙存活超过10年，在定期牙周维护治疗20年内，仍有2/3患牙保留。在大多数病例中，即使是有患有牙周牙髓联合病变危险因素的磨牙也可以保留10年以上，并且可以通过完善的多学科治疗来提高存活率。

只有少数单纯性牙髓病变的患牙可能存在牙周病的临床和影像学表现，仅有窄的牙周袋，且牙髓活力测试无反应，有时具有根尖周透射影。在单纯性牙髓病变中，仅行传统牙髓治疗就可以解决病变；术后随访，临床和影像学检查可见牙周袋消失及牙槽骨修复。然而，有些病例经过完善根管治疗后病灶仍持续存在，这些病例可能存在独立的牙周病变，仅单独行牙髓治疗并不能解决问题[59]（图5.33～图5.37）。

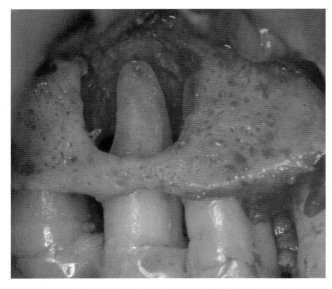

图5.35 牙周手术中，可以清楚地观察到骨缺损的大小。

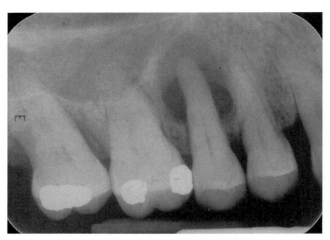

图5.33 X线片显示15根尖周大面积透射影，并伴牙周支持组织丧失。牙髓活力冷测无反应为单纯性牙髓病变建议行根管治疗。

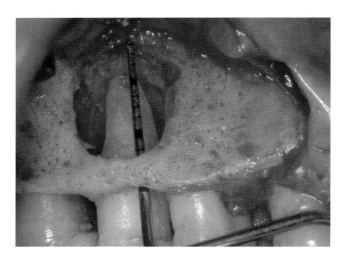

图5.36 术中牙周探针可探查到牙周和根尖周病变相通。

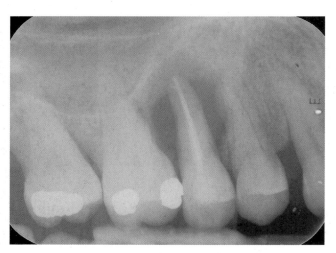

图5.34 根管治疗后3个月的X线片显示病变无明显改善。因此，建议行手术牙髓-牙周联合治疗。

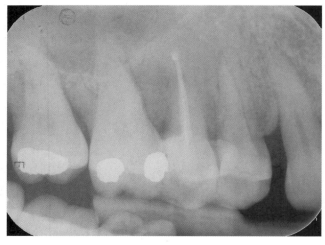

图5.37 牙周和根尖手术后6个月进行X线检查，可看到根尖周病变愈合良好。

5.4 牙髓-牙周联合病变

牙髓-牙周联合病变是指牙髓病和牙周病分别为独立病变，并在牙根表面某一部位相互融合（图5.38~图5.48）。

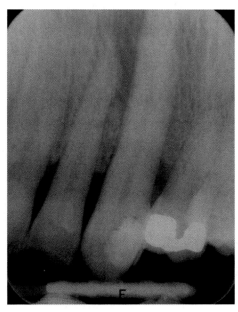

图5.38 根尖片显示23根尖周大范围透射影并伴牙周病变，表明此患牙为牙髓-牙周联合病变。牙髓冷测无反应。

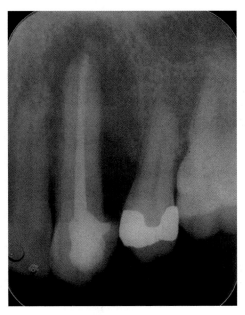

图5.39 根管治疗后的X线片显示根尖周透射影未见好转，且牙周破坏进一步加重，表示此患牙为牙髓-牙周联合病变。

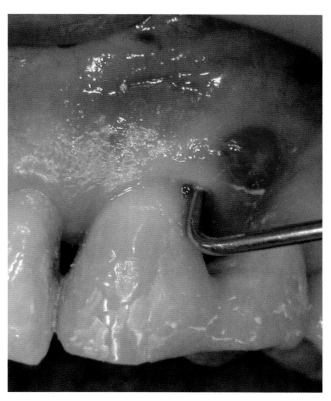

图5.40 患牙探诊深度超过15mm，根管治疗后牙龈瘘管未愈合，符合牙周再生术的指征。

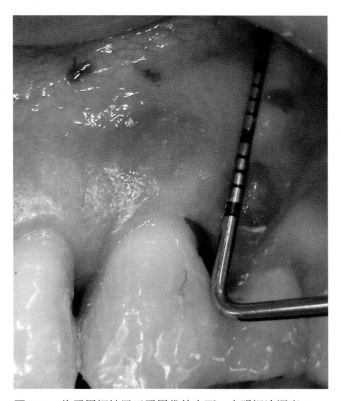

图5.41 将牙周探针置于牙周袋外表面，表明探诊深度。

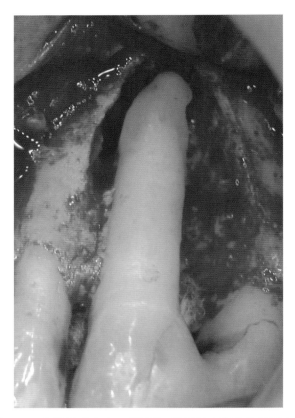

图5.42 在牙周手术中，其牙髓–牙周联合病变的根面大量暴露，骨缺损超过根尖。

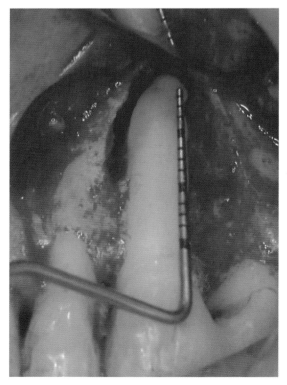

图5.43 术中使用牙周探针测量牙根暴露量。

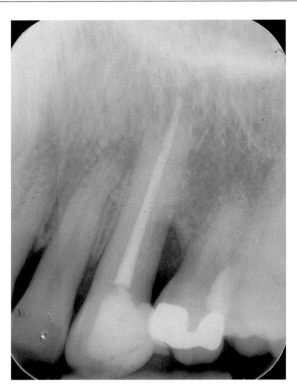

图5.44 牙周再生术后3年随访，X线片显示牙髓–牙周联合病变骨质愈合。

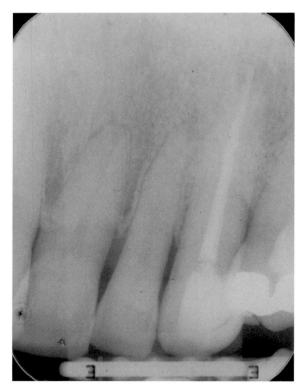

图5.45 牙周再生治疗后4年随访，X线片显示牙髓–牙周联合病变骨质愈合良好且稳定。

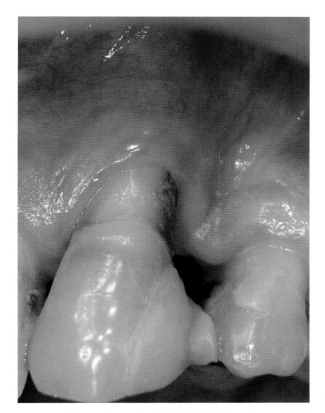

图5.46 牙周再生术后4年随访拍摄的临床照片。牙龈明显退缩，根面暴露，但是软组织无炎症表现。

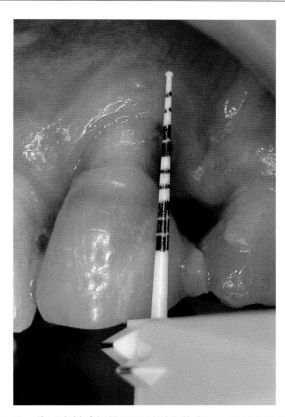

图5.48 将压力敏感探针置于牙周袋外表面，显示探诊深度约4mm。

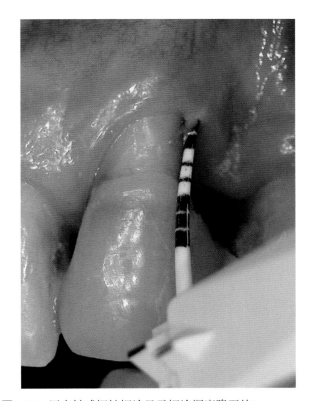

图5.47 压力敏感探针探诊显示探诊深度降至约4mm。

在这些病例中，牙周病和牙髓病为独立病变。当牙髓病变向冠方进展，与向根方进展的牙周袋融合时，会形成牙髓-牙周联合病变。牙髓治疗后行牙周手术的理想间隔时间目前尚无定论，从同时进行治疗至牙髓治疗后6个月再进行牙周手术不等[37,43-44,47-48,51,60-71]。

建议在根管治疗后推迟一段时间再行牙周治疗，主要有3个原因：根管治疗后，消毒并封闭根管腔，从而封闭牙髓和牙周组织之间的交通[72]，而牙周治疗不可能达到这一目的；根面平整可能会去除部分根管治疗后具有再附着能力的健康牙周膜纤维[64]；如果在根管治疗前进行牙周治疗，来自根管的刺激物可能会不利于牙周组织愈合[73]。有研究发现，在牙周手术之后甚至同时行根管治疗，牙髓源性的感染对牙周组织愈合产生负面影响[51-52]（图5.49～图5.64）。当牙骨质层完整时，根管内的细菌不会侵入到牙周组织[74]；然而，牙周治疗过程中牙骨质被去除后会增加牙本质小管的通透性[75]。另外，完全去除根中部至根尖区的牙骨质几乎是不可能的[76]，牙周治疗和维护治疗只需要去除污染及坏死的牙骨质[77]，减少牙周袋中的病原体数量[78]。

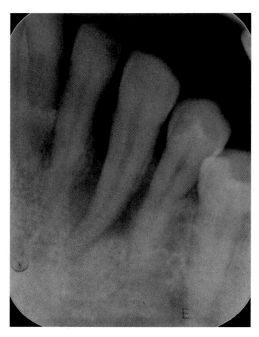

图5.49　术前X线片显示大多数下颌前牙牙周支持组织破坏严重，尤其是31和33，牙髓活力测试无反应。

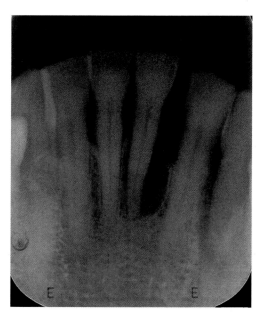

图5.50　术前X线片显示大多数下颌前牙牙周支持组织大量破坏，尤其是31和33，牙髓活力测试无反应，是明显的牙髓–牙周联合病变。

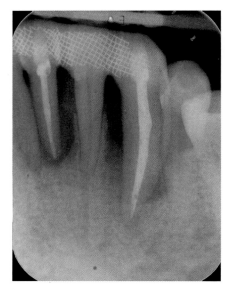

图5.51　31和33完成根管治疗后的X线片。牙周支持组织破坏较明显。

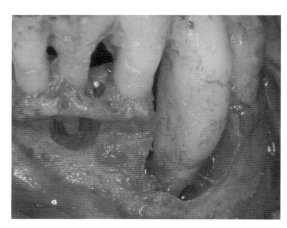

图5.52　牙周再生术中，31和33周围的牙髓–牙周联合病变范围明显，骨缺损均累及根尖。

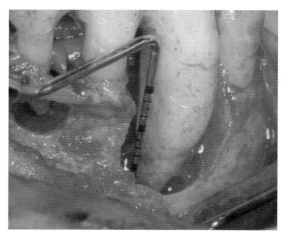

图5.53　牙周再生术中使用牙周探针探查33周围的骨缺损程度。

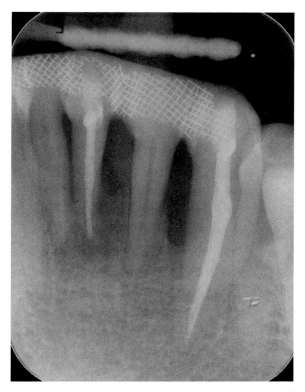

图5.54　术后1年X线片显示根尖周病变愈合以及骨密度影增高，尤其是31和33。

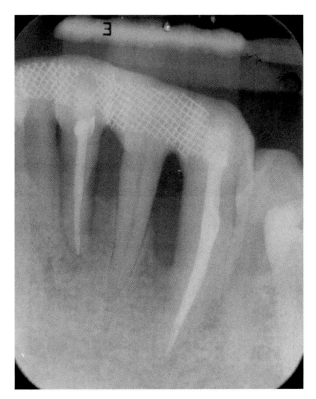

图5.55　术后2年X线片显示根尖周病变愈合及骨密度影增高，尤其是31和33。

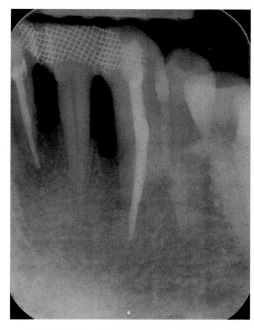

图5.56　术后4年X线片显示根尖周病变愈合及骨密度影增高，尤其是31和33。

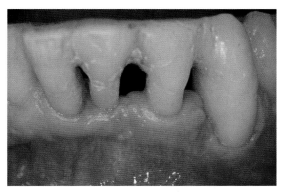

图5.57　牙周再生术后随访4年拍摄的临床照片。牙龈退缩，牙根暴露，但是软组织无炎症表现。

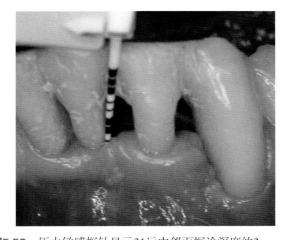

图5.58　压力敏感探针显示31远中邻面探诊深度约3mm。

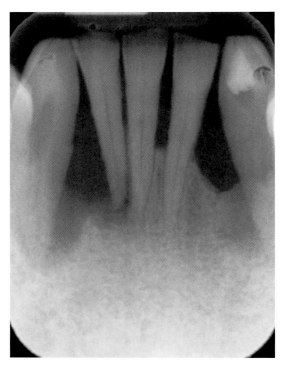

图**5.59**   术前X线片显示大多数下颌前牙存在严重的牙髓–牙周联合病变。33、42、43牙髓活力测试均无反应，需要进行根管治疗。

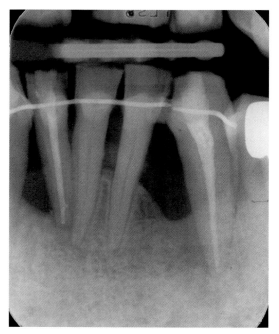

图**5.60**   下颌前牙区牙周再生术后2年X线片显示根尖周病变愈合，但是牙周支持组织仍然大为减少，特别是在42。

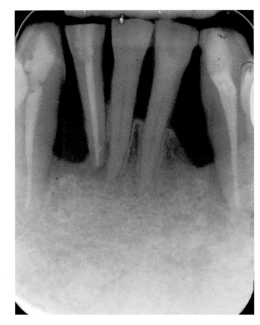

图**5.61**   下颌前牙区牙周再生术后3年显示根尖周病变愈合，牙周病变稳定。

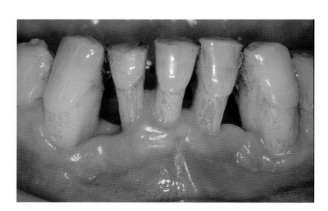

图**5.62**   牙周再生术后2年拍摄的临床照片。牙龈退缩导致牙根明显暴露，但是软组织无炎症表现。

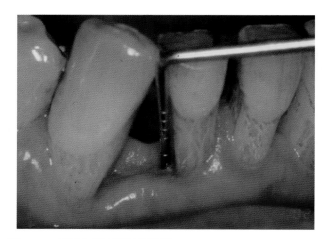

图**5.63**   42远中邻面探诊深度约3mm。

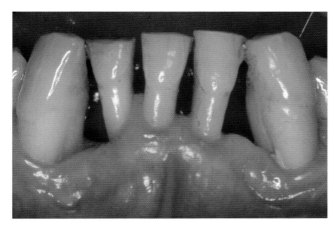

图5.64 牙周再生术后3年拍摄的临床照片。牙龈退缩导致牙根明显暴露,但是软组织无炎症表现。

也有学者建议同时进行牙周和牙髓治疗。在根管治疗完成后1~3个月再进行牙周治疗的方案,会延长治疗时间,可能导致牙周病原体数量增加,从而使牙周炎加重[79]。与牙周袋相关的菌群可以侵入牙本质小管,并且成为根面清创后的细菌储存库,从而影响牙周治疗效果[10,11,79]。据报道,对于未融合的牙髓-牙周联合病变,同时行牙髓、牙周治疗组和延迟牙周治疗组之间牙周愈合无明显差异[80],提

示在牙髓治疗后进行牙周治疗前可能不需要观察期。在术后无法进行牙周机械清创期间,根管封药也可能会促进牙周组织愈合。局部使用抗生素是治疗牙周炎的补充方法[81-82],并能促进牙周炎的愈合[83-84]。在牙髓-牙周联合病变的治疗中,根管内封氯己定可有效促进牙周术后的牙周组织愈合[31]。

虽然有报道称根管治疗和根充材料会对牙周组织愈合产生不利影响[85],但是也有研究发现在完善根管治疗后的牙齿和活髓牙观察到了相似的牙周愈合[61,86]。

牙髓-牙周联合病变通常具有多种临床和影像学特征,例如牙髓敏感性测试的反应改变,牙龈炎症、探诊深度增加、窦道、溢脓及影像学上不同类型的骨吸收、牙周炎症累及多个区域,所有这些都增加了诊断原发病因的难度[22,87-88]。对于牙髓-牙周联合病变,最初可将其作为原发性牙髓病变伴继发牙周病来治疗。无论如何牙周治疗也必须进行,这种类型的病变仅通过牙髓治疗无法愈合。牙髓-牙周联合病变的长期预后充满不确定性[89-90];然而,即使对于病变非常严重的患牙,现代治疗方法也可以得到治疗并长期保留(图5.65~图5.76)。

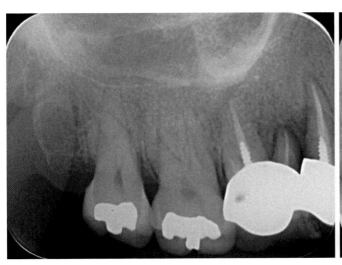
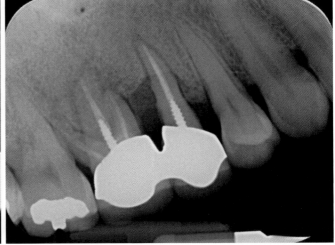

图5.65 右上象限X线片显示15、16已行根管治疗和冠修复。该区域大多数牙齿的牙周支持骨情况良好。16近中颊根几乎无支持骨。根裂/根折或穿孔等根管治疗并发症可能会导致医源性牙髓-牙周联合病变。

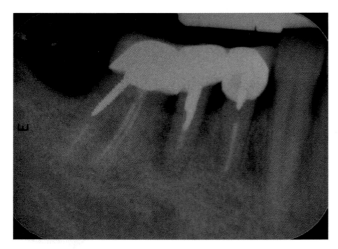

图5.66   右下象限的X线片显示3颗后牙都已行根管治疗和冠修复。45根尖周围存在透射影，并在其颊侧中央探及窄而深的牙周袋，提示患牙存在由牙根纵裂导致的医源性牙周牙髓联合病变。

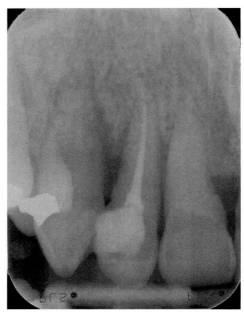

图5.68   12完成根管治疗后的X线片。13未行牙髓治疗。患牙需要进行牙周治疗。

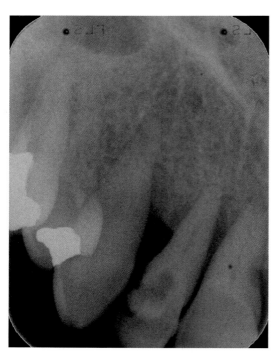

图5.67   X线片显示12、13伴明显的牙周病变，其根尖周区域也有一定的透射影。12对牙髓活力测试无反应。可见明显的牙周牙髓联合病变。

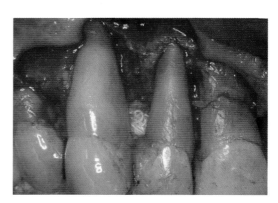

图5.69   牙周再生术中的临床照片。12、13牙根明显暴露。其他牙齿邻面均呈现不同程度的牙周缺损。12骨缺损累及根尖周，而13并未累及。

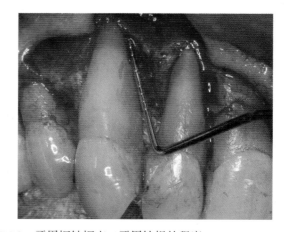

图5.70   牙周探针探查13牙周缺损的程度。

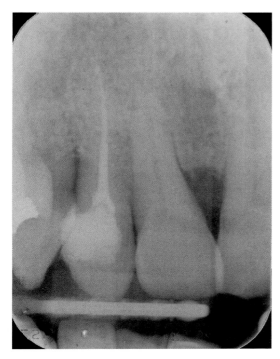

图5.71　牙周再生术后6个月拍摄的X线片。既往骨缺损部位可见骨充填影像。

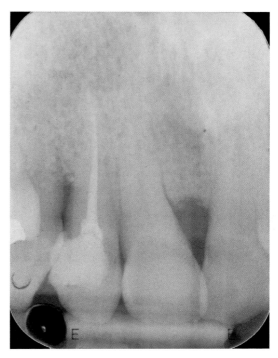

图5.73　牙周再生术后2年拍摄的X线片。既往骨缺损部位骨充填影像进一步增强，中切牙既往骨缺损部位也可见骨充填影像。

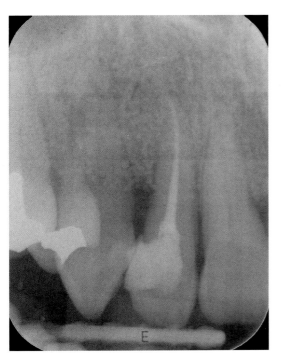

图5.72　牙周再生术后1年拍摄的X线片。既往骨缺损部位骨充填影像进一步增强。

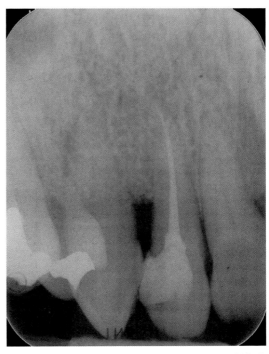

图5.74　牙周再生术后3年拍摄的X线片。既往骨缺损部位骨充填影像进一步增强。

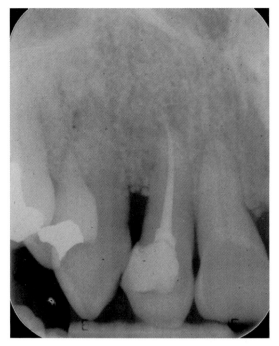

图5.75　牙周再生术后4年拍摄的X线片。既往骨缺损部位骨充填影像进一步增强。

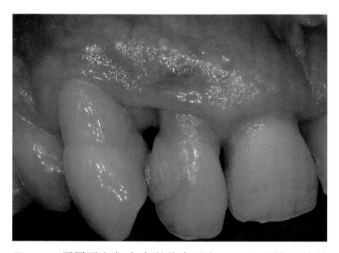

图5.76　牙周再生术后4年的临床照片。12、13牙龈退缩导致根面明显暴露，但是软组织无炎症表现。

　　在制订治疗计划之前，应首先确定疾病的诊断和病因以及患牙的预后，并预测最终的功能和美学效果。根据患者和患牙的一些相关因素，可以将患牙的预后分为很好、良好、中等、可疑、较差及拔除。然而，以上几种预后的界限并不总是很明确。最终，主诊医生必须决定牙齿是否可以治疗或保留[91]。

　　对于伴牙周炎的大多数病例，医生必须就牙齿的去留及数量做出艰难的选择。然而，对于重度牙周炎病例，很难确定哪些牙齿由于牙周治疗效果不佳而需要拔除[92-93]。当牙周治疗需要联合较复杂的义齿修复或种植修复时，准确的诊断和预后判断尤为关键。在这些复杂的病例中，必须在制订治疗计划时确定相关牙齿的长期预后。对于牙根表面破坏的牙齿，任何类型的治疗效果均不理想（图5.77和图5.78）。即使牙齿存在牙髓病或牙周病，口腔种植体的寿命并不会比天然牙长[94]。只要牙列可以恢复良好的功能并长期存留，即便可能会缺失一

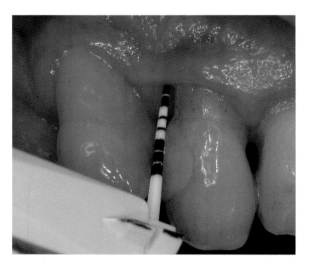

图5.77　压力敏感探针显示12远中邻面的探诊深度为4mm。

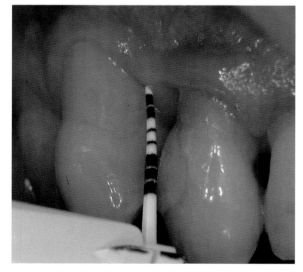

图5.78　压力敏感探针显示13近中邻面的探诊深度为3mm。

颗或几颗牙齿，也不影响治疗的成功[91]。理想的治疗计划应该解决患者的主诉，提供最长久、最具成本效益的治疗，尽可能达到或超过患者的期望[95]。相比更差的预后，良好的预后具有更高的可预测性[96]。

在牙髓-牙周联合病变中，牙周支持组织破坏非常严重并且超过根尖的患牙通常预后较差[97]。很多牙周破坏超过根尖的牙髓-牙周联合病变，经过根管治疗及牙周再生手术等治疗后，原本预后较差的患牙得以治疗并存留了5年[98]（图5.49～图5.64）。要明确哪些患牙治疗效果不佳，而需要拔除非常困难[92,99]。这些病例的治疗结果不可预测，尽管如此，为了保留患牙，患者必须愿意投入时间、精力和金钱。需要强调的是，某些牙齿即使在治疗后也有可能需要拔除。

因牙周组织破坏严重而拔除的患牙，通常需要骨增量手术以获取足够的骨量以满足种植修复，从而增加了成本，也可能会增强患者的不适感，并且不能避免生物和机械性并发症[100-103]。牙周炎的易感性增加也可能导致种植体脱落、支持骨丧失和术后感染的可能性增加[104]。在一项回顾性研究中，所有患者接受牙周基础治疗后进行种植体植入并给予支持治疗，发现种植体周围炎的患病率：患者水平为53.5%，种植体水平为31.1%。进一步的研究结果表明，尽管种植体和天然牙的平均健康年限无统计学差异，但是维护种植体的额外费用是天然牙的5倍[105]。在评估人群中，种植体周围黏膜炎的患病率：患者水平为63.4%，种植体水平为30.7%；种植体周围炎的患病率：患者水平为18.8%，种植体水平为9.6%。吸烟者的种植体周围疾病的患病率更高[100]。

牙齿缺失的风险与年龄、根分叉病变、牙周支持治疗开始时的预后判断以及既往牙髓治疗等因素密切相关[106]。在一项随访时间长达10年的回顾性研究中，牙齿的总体存留率为97.4%。牙齿缺失主要由于牙髓问题，而与初始骨水平和牙齿存活

率无关[107]。从长远来看，非手术根管治疗是在牙周炎患者积极治疗后和支持治疗期间保留磨牙的一种方法。在大多数情况下，即使是存在牙髓-牙周联合病变危险因素的磨牙也可以保留10年以上，并且可以通过高质量的多学科治疗来提高存留率。在牙周炎患者中，只有与牙齿水平相关的因素（例如贯穿的根分叉病变及严重的根尖周病变）会导致根管治疗后的磨牙被拔除[58]。

Ⅱ度根分叉病变合并重度牙周破坏是影响磨牙长期存留的高危险因素。剩余牙周支持组织为垂直型根分叉病变的磨牙，其预后优于存在Ⅱ度水平型根分叉病变的患牙。存在Ⅱ度根分叉病变的磨牙，根据其垂直骨吸收的严重程度，可分为以下亚分类：A亚型为延伸到根冠1/3；B亚型为延伸到根中1/3；C亚型为延伸到根尖1/3。

研究表明，存在Ⅱ度根分叉病变的磨牙，10年存留率为52.5%；然而，当分层评估时发现时，各亚型存留率：A亚型为91%，B亚型为67%，C亚型为23%。各亚型平均存留年限：A亚型为9.5～10.1年，B亚型为8.5～9.3年，C亚型为6～7.3年。对于B亚型和C亚型，拔牙的风险率分别为4.2和14.7[108]。

现代根管治疗技术和先进的牙周再生治疗技术可以改善预后并维持牙齿长期存留[109]。

5.5 结论

当牙周-牙髓治疗与复杂的修复治疗或种植修复联合进行时，准确地判断预后至关重要。在这些复杂的病例中，必须在制订治疗计划时确定相关牙齿的长期预后。

对于单纯性牙髓病变，仅通过常规根管治疗就可以解决问题。然而，持续存在的牙髓病变还可能具有独立的牙周病变，只做根管治疗不能有效处理这类病变。牙髓-牙周联合病变的长期预后往往并不明确，但是即便对于较为严重的病变，现代根管和牙周治疗技术也可以取得成功并长期保留患牙。

第6章　现代牙周再生治疗技术

Modern Clinical Procedures in Periodontal Reconstructive Treatment

Carlos E. Nemcovsky, Jose Nart

6.1　引言

牙周再生术可以提高牙齿存留率，延缓牙周炎进展并减少再治疗的需要，从而保持长期稳定性[1]。因牙周原因而拔除的牙齿应优先考虑种植修复。对于依从性良好的患者，即使牙周支持组织重度吸收，也可以使天然牙列长期存留。虽然吸烟、根分叉病变和Ⅲ度松动等因素会使牙齿丧失的风险增加至5倍，但是通常不推荐早期拔牙[2]。经过彻底的牙周治疗和维护治疗，即使天然牙的牙周附着水平减少，与种植牙相比，其长期存活率更高，边缘骨水平变化更少[3]。

6.2　牙周再生的生物学基础

牙周再生是一种复杂的生物学过程，包括在病变的牙根表面上重新形成已丧失的牙齿支持组织，例如牙槽骨、牙周膜和牙骨质[4]。组织再生取决于祖细胞、信号分子、血供和支架的组合。牙周附着结构中的不同组织必须在其重建过程中保持特性和正常的解剖分布[5-7]。牙骨质是一种矿化的结缔组织，正常情况下不会吸收，并且在人的一生中仅有少量沉积。牙周膜是一种连接牙根和牙槽骨的非矿化结缔组织，后两种组织为钙化组织，会有正常的吸收和沉积。然而，牙周治疗结果通常是组织修复，大部分会在原来裸露的根面上以形成长结合上皮的方式愈合，并存在少量的新生结缔组织附着，仅在骨缺损的根尖区有新生的牙骨质和牙槽骨。

与传统手术相比，牙周再生术的长期稳定性更佳，牙齿存留率更高，可以延缓牙周炎进展，并且从长远看可减少再治疗的需要[1]。

牙周再生治疗中需要使用屏障膜、骨移植材料、伤口愈合改良剂等材料。

引导组织再生（GTR）利用屏障膜机械隔离骨缺损，阻挡增殖能力更强的结缔组织细胞和牙龈上皮，从而有利于牙周膜和牙槽骨细胞生长[8-13]。虽然其机械/生物学理念已被广泛证实，但在临床前期研究和临床研究中，发现了这种技术的一些缺点，例如多个邻面骨缺损的治疗，屏障膜暴露后的并发症[14-15]。此外，屏障膜不能完全适应形状不规则的牙根等，限制了屏障膜在牙周再生术中的

C. E. Nemcovsky (✉)
Department of Periodontology and Implant Dentistry, The Maurice and Gabriela Goldschleger School of Dental Medicine, Tel Aviv University, Tel Aviv, Israel
e-mail: carlos@tauex.tau.ac.il

J. Nart
Department of Periodontology, Universitat Internacional de Catalunya (UIC), Barcelona, Spain
e-mail: jose@nartperiodoncia.com

© Springer Nature Switzerland AG 2019
I. Tsesis et al. (eds.), *Endodontic-Periodontal Lesions*, https://doi.org/10.1007/978-3-030-10725-3_6

应用。

目前，含有生长或分化因子的两种制剂可用于牙周再生术中：混合釉基质蛋白衍生物或血小板衍生生长因子的β-磷酸三钙骨替代物。

在临床前研究[16]和临床研究中，釉基质蛋白衍生物（EMD）的相关研究数量最多。釉基质蛋白由成釉细胞分泌，是釉质矿化的重要调节剂[17]。一旦根冠形成，在牙根形成过程中，这些蛋白质就会由上皮细胞分泌，并在牙周支持组织形成过程中发挥重要的生物学作用。例如，启动牙骨质的生成，诱导牙囊细胞分化为成牙骨质细胞[18]，使牙骨质附着于牙本质上[19]。釉基质蛋白衍生物主要由釉原蛋白组成，并含有少量其他非釉原蛋白成分，例如釉丛蛋白、成釉蛋白和釉质蛋白酶[20]。EMD是一种具有生物活性的化合物，一旦用于裸露的牙根表面，便会引发一系列生物效应，例如增强间充质细胞的聚集和迁移、与牙根表面的附着[21]，以及分化为成牙本质细胞、牙周膜成纤维细胞和成骨细胞。釉质蛋白可增强负责牙周膜细胞中蛋白和矿化组织合成的调控基因的表达[22]。该过程最终可能诱导牙周再生。尽管EMD来源于猪，但是由于釉原蛋白、EMD具有高度保守的结构和功能，因此可以用于其他物种，而不会触发变态反应或其他免疫反应[23]。

目前，大量研究证实EMD可促进人类牙周再生，包括牙骨质的形成[24-34]（图6.1～图6.6）。

临床前研究和临床研究证实重组人血小板衍生生长因子–BB与重组人胰岛素样生长因子–1联合使用可促进伤口愈合及组织再生[35-37]。尽管通常有骨量增加，但是临床附着水平（CAL）增加的结果并不一致。

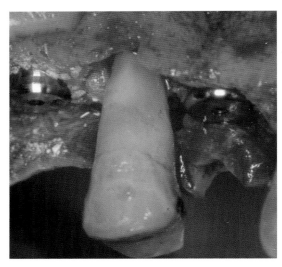

图6.1　15牙根大部分暴露。在近中和远中放置种植体。在近中使用EMD联合骨移植材料进行牙周再生术。计划在种植二期手术中拔除15并进行组织学评估。

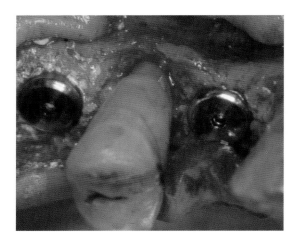

图6.2　15颊侧为一壁骨缺损。

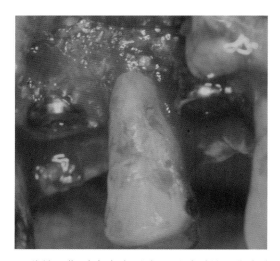

图6.3　种植二期手术术中照片。可看到骨下袋完全骨充填，骨上袋也有部分骨再生。拔除患牙连带周围部分组织拟行脱钙组织学评估。沿颊舌向平行于牙长轴制备切片。

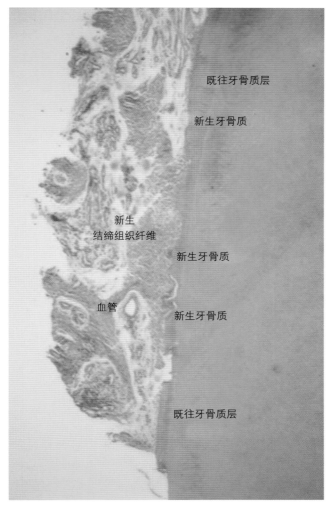

图6.4 Mallory三色法染色，低倍镜下观察组织学表现。可见具有插入纤维的新生结缔组织。牙根表面衬有既往的牙骨质层（红色），其大部分表面覆盖着新生牙骨质（蓝色）。

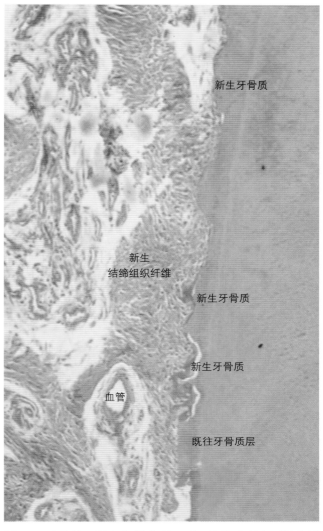

图6.5 高倍镜下的组织学表现，可以清楚地观察到具有插入纤维的新生结缔组织。大部分牙根表面衬有既往牙骨质层（红色），其大部分表面覆盖着新生牙骨质层（蓝色）。

6.3　临床结果

尽管在临床前研究和临床研究中可以通过组织学判断牙周再生效果（图6.4～图6.6），但是在临床实践中，只能通过临床和影像学检查来评估治疗结果。与牙周翻瓣清创术和改良Widman翻瓣术相比，在牙周再生术治疗中应用EMD可增加临床附着水平（CAL），减少探诊深度，促进新骨形

成[14–15,27,29,33,38–50]。此外，使用EMD可持续增加支持骨量及CAL[51]。通常在治疗后几个月就可观察到效果。

在用EMD处理的大多数缺损中，沿着刮治后的牙根表面会有牙骨质样钙化组织形成，在牙周缺损的底部或牙周膜中则观察不到这种新生组织[25]。在手术后的前几个月，骨形成从治疗后的牙根表面附近开始（图6.7～图6.15）。新生组织可在术后数月进一步改建，而由先前根面上的牙骨质诱导形成的

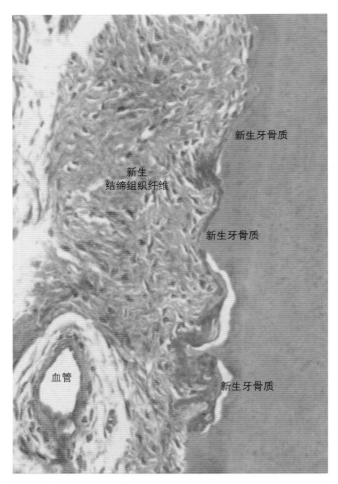

图6.6 高倍镜下的组织学表现，可以清楚地观察到具有插入纤维的新生结缔组织。新生牙骨质层（蓝色）覆盖着既往牙骨质层。新生牙骨质主要分布在根尖部分，可能是由成牙骨质细胞生成。

新骨在X线检查中可观察到。之后，功能性的牙周附着可能会形成，尽管再生/修复过程可能会持续很长时间。EMD的第二个作用是可以强化之前取得的效果[52]（图6.15）。影像学随访显示骨缺损区可能出现类似骨充填的愈合方式（图6.16～图6.27）。在不翻瓣的情况下使用EMD可以加快软组织愈合，但是并不会诱导牙周再生[53-55]。

研究发现，GTR与EMD治疗单个骨下袋，CAL改善程度相似[15,33,56-62]。对于基线附着丧失超过9mm的患者，GTR比EMD更为有效。但是，对于CAL较少的患者，EMD效果似乎比GTR更好[63]（图6.28～图6.39）。临床和影像学上的改善可以维持长期稳定[64-72]。经过EMD治疗后，其探诊深度大于GTR治疗，尽管EMD治疗后牙龈退缩较少[73]，因此建议在美学区使用EMD治疗。屏障膜和EMD联合应用并不能提高治疗效果[33,57,62]，不推荐两者联合使用[74]。

EMD术后并发症少于GTR，因为在绝大多数接受GTR治疗的病例中容易发生屏障膜暴露（图6.28～图6.39），而接受EMD治疗则并发症很少。

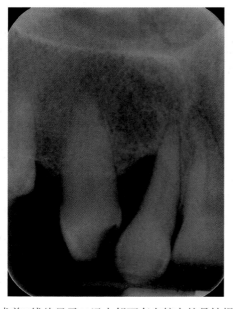

图6.7 术前X线片显示12远中邻面存在较大的骨缺损。

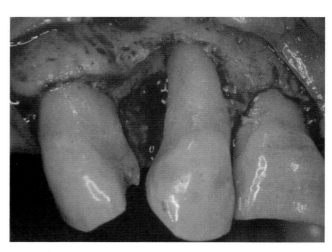

图6.8 术中照片显示12远中邻面为广泛的一壁骨缺损，颊侧牙根暴露范围较大。

应用GTR治疗多个邻面骨缺损难度较大，因为修剪屏障膜使其适应牙根外形非常具有挑战性。此外，在这种情况下，龈瓣的血供大大减少，并且屏障膜暴露的可能性显而易见。在这些情况下，EMD是非常好的选择（图6.40~图6.49）。GTR治疗水平骨吸收导致的骨上袋的效果并不明确[75-76]。然而，应用EMD可能会提高此类骨缺损的治疗效果[50,52,77]（图6.50~图6.57）。EMD可通过促进结缔组织中的血管及胶原纤维的形成促进术后伤口的愈合[78]。与翻瓣术相比，应用EMD软组织密度增加速度更快[79]。

EMD可促进牙龈成纤维细胞增殖[80-85]，并通过不同的细胞机制促进炎症愈合[86-87]。

牙周再生术的效果由患者因素、骨缺损特征、术者技术水平、术后随访和维护等共同决定。

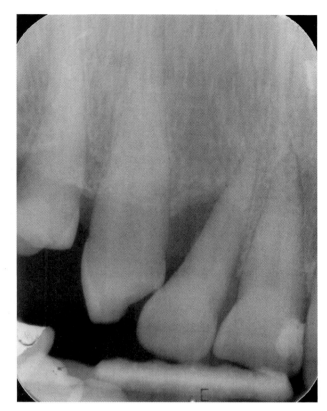

图6.10 术后2个月的X线片。

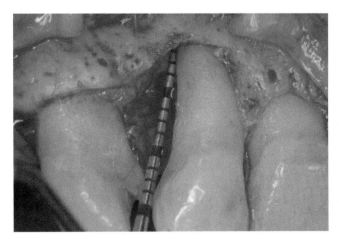

图6.9 用牙周探针测量12骨缺损程度，骨缺损底部距釉牙骨质界超过10mm。使用釉基质蛋白衍生物和骨移植材料进行牙周再生术。

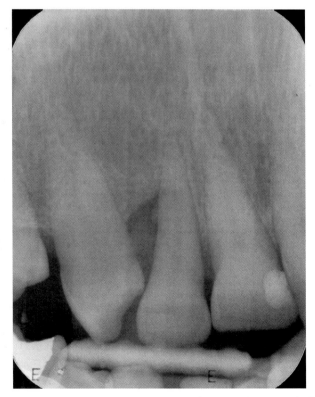

图6.11 术后6个月的X线片。12远中邻面中间部分可见射线阻射的结节，与原始骨缺损无关。

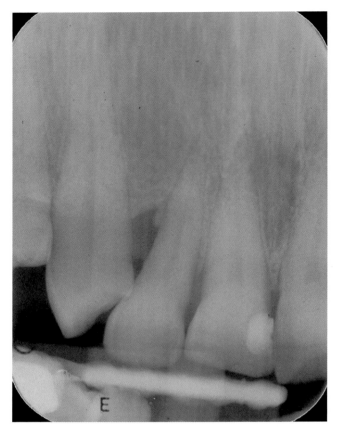

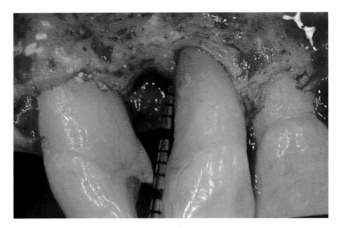

图6.14 牙周探诊发现，12远中邻面骨缺损区有明显的骨充填（与图6.9相比）。

图6.12 术后2年的X线片。12远中形成射线阻射的组织，骨缺损处可见有骨充填影像。

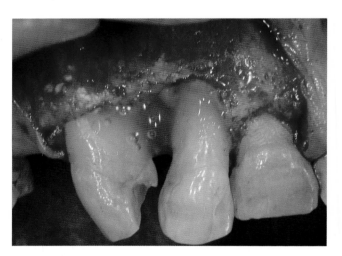

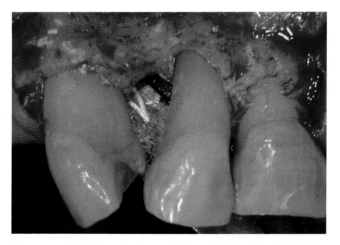

图6.15 使用釉基质蛋白衍生物进行第二次牙周再生治疗。

图6.13 手术探查。注意12远中邻面和尖牙近中面骨缺损部分愈合。

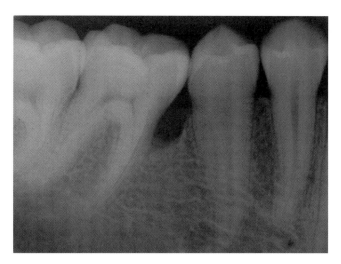

图**6.16**　术前X线片显示46近中面存在角形骨吸收。

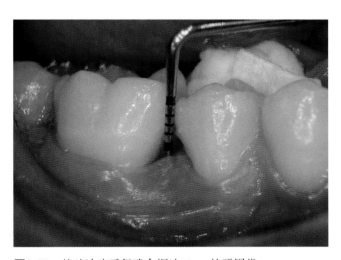

图**6.17**　基础治疗后仍残余深达10mm的牙周袋。

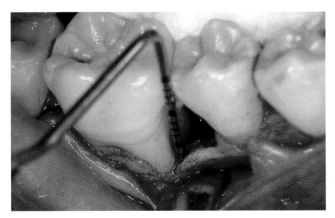

图**6.18**　翻开全厚瓣后，进行彻底的清创。骨下袋非常明显，大部分为一壁骨袋，而在袋底处为二壁、三壁骨缺损。牙周探诊显示从骨缺损最深处到釉牙骨质界的距离约10mm。

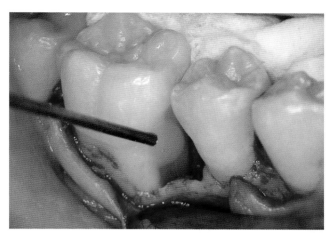

图**6.19**　将釉基质蛋白衍生物置于裸露的根面上。

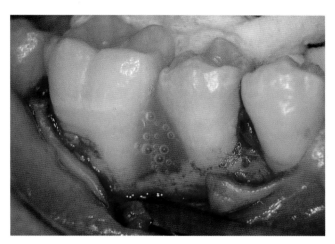

图**6.20**　釉基质蛋白衍生物凝胶充满骨缺损区。

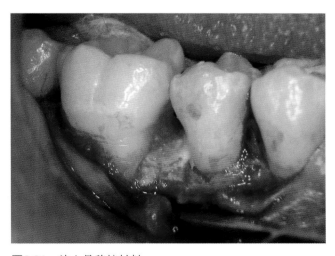

图**6.21**　放入骨移植材料。

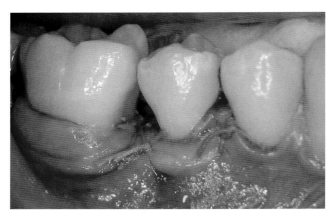

图6.22 缝合该区域以实现软组织一期愈合。

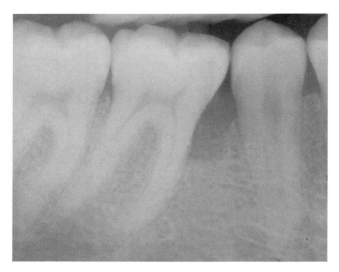

图6.23 术后即刻X线片显示骨移植材料在位。

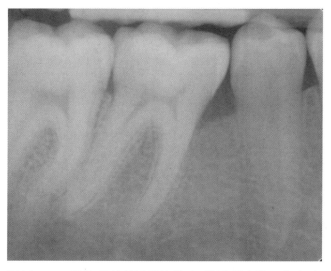

图6.24 一系列X线片显示骨缺损区逐渐有骨充填。术后6个月X线片。

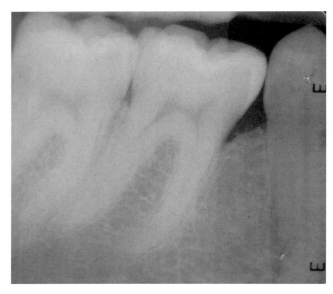

图6.25 术后3年X线片。

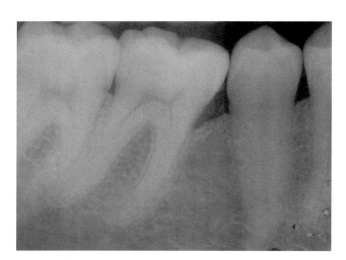

图6.26 术后7年X线片。

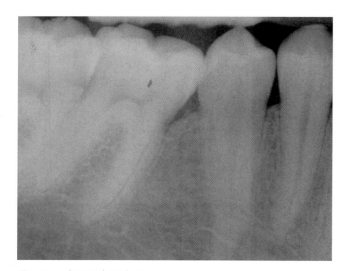

图6.27 术后20年X线片。

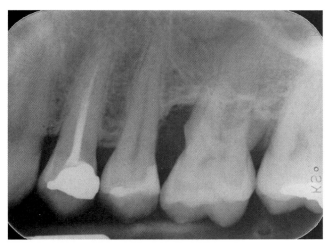

图6.28 术前X线片显示26周围存在广泛的牙周破坏。近远中邻面可见明显的骨缺损并且累及根分叉。

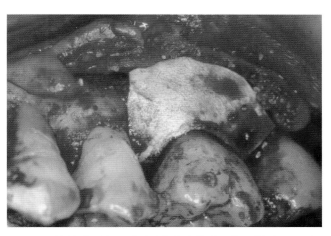

图6.31 植骨后，放置不可吸收的膨体聚四氟乙烯（ePTFE）膜进行缝合，以隔离牙周缺损，防止软组织向内生长。

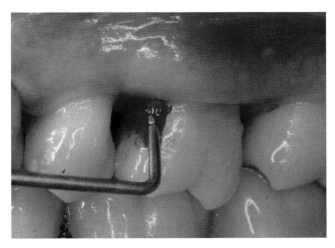

图6.29 牙周探诊显示临床附着丧失约9mm，可见探诊出血。

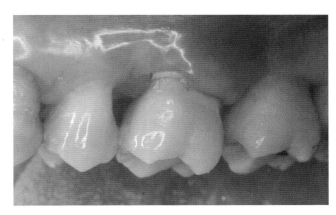

图6.32 术后4周，屏障膜略微暴露，没有感染迹象。

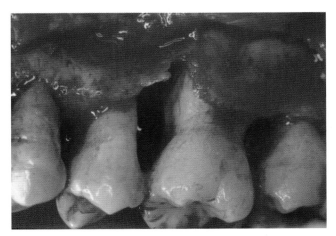

图6.30 在牙周手术中，经过清创后可以发现严重的牙周组织破坏和近中根分叉病变。

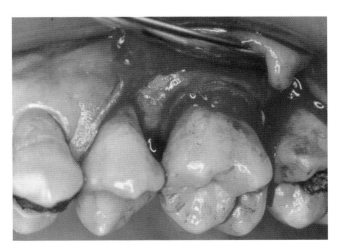

图6.33 术后6周，二期手术取出屏障膜。

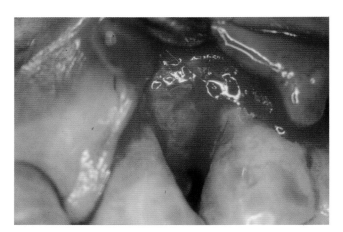

图6.34　去掉屏障膜后，可见下方的新生组织。

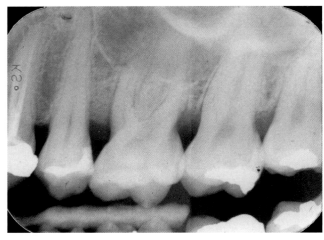

图6.37　术后1年X线片，可见骨充填影像，覆盖近中根分叉入口。

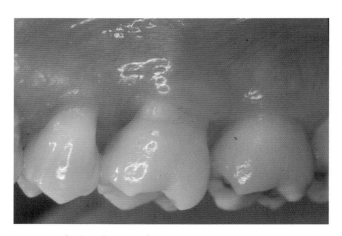

图6.35　术后照片，可见轻微的牙龈退缩。

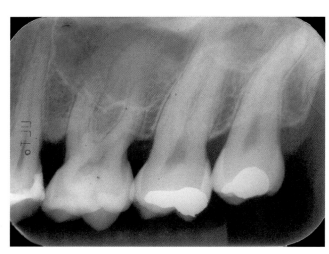

图6.38　术后3年X线片，可见骨充填影像，覆盖近中根分叉入口。

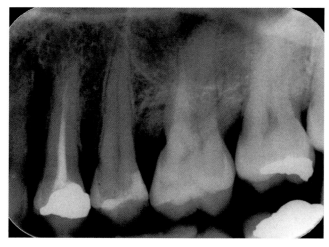

图6.36　术后6个月X线片，可见骨充填影像，主要在近中邻面。

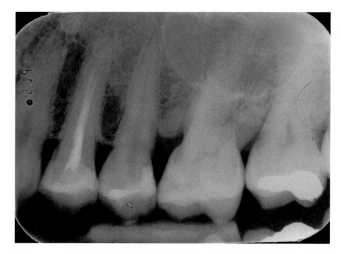

图6.39　术后3年从不同角度拍摄的X线片显示左上第一磨牙有相当大的骨增量。

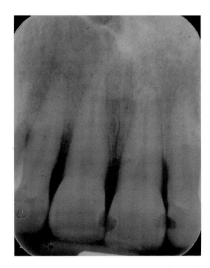

图6.40 术前X线片显示上颌切牙周围存在广泛的牙周破坏，为水平骨缺损。

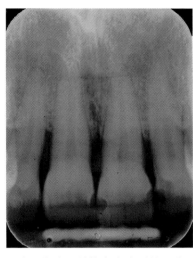

图6.43 术后2年X线片，尽管存在水平骨吸收，但可见一定程度的骨修复。

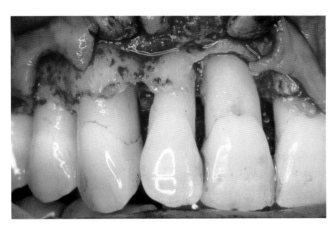

图6.41 上颌右侧术中照片，可见前牙牙根大量暴露，为水平骨吸收。将釉基质蛋白衍生物置于裸露的根面并缝合以实现软组织一期愈合。

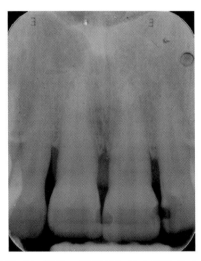

图6.44 术后6年X线片，尽管最初的大部分是水平骨吸收，但可见进一步的骨修复。

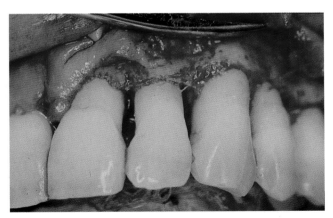

图6.42 上颌左侧前牙术中照片，可见水平骨缺损，然而与右侧相比，范围相对较小。将釉基质蛋白衍生物置于裸露的根面并缝合以实现软组织一期愈合。

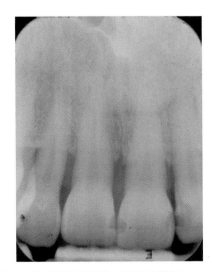

图6.45 术后9年X线片显示进一步的骨修复。

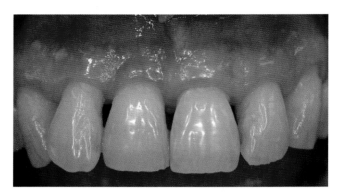

图6.46 术后9年随访照片，尽管初诊时有广泛的骨吸收和术中有大量的牙根暴露，但可见术区仅存在少量牙龈退缩且无炎症（图6.41和图6.42）。

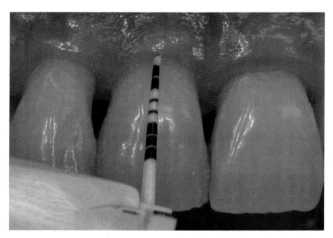

图6.47 压力敏感探针检查显示11颊侧中央牙周袋深度只有3mm。

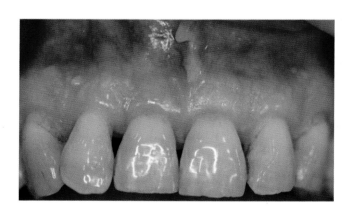

图6.48 术后18年随访照片，治疗效果保持长期稳定。

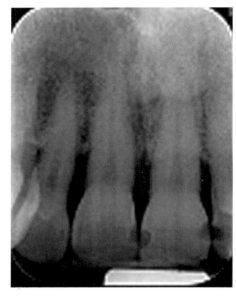

图6.49 术后18年X线片显示病情稳定。

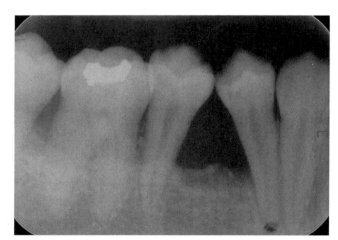

图6.50 术前X线片显示44、45周围存在大量牙周破坏，为水平骨吸收。

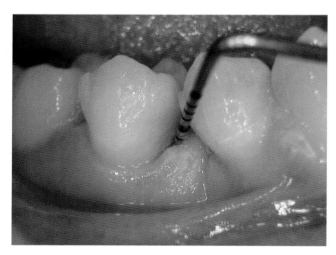

图6.51 45的近中邻面探及深牙周袋。

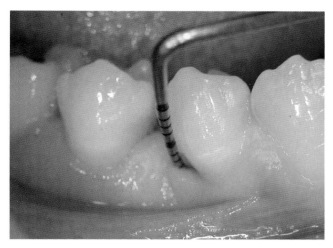

图6.52 使用牙周探针测量44远中邻面牙周袋深度。

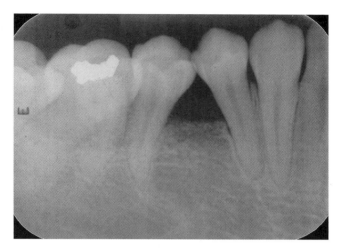

图6.55 术后1年X线片，可见44、45间的邻面缺损有骨充填。

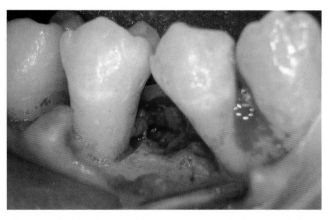

图6.53 术中照片，可见水平骨缺损，在骨缺损底部为较浅的一壁骨缺损，44、45均累及。

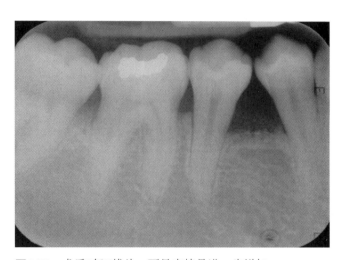

图6.56 术后3年X线片，可见支持骨进一步增加。

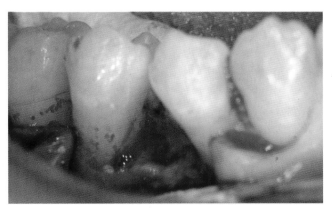

图6.54 使用pH为中性的EDTA处理根面后，将釉基质蛋白衍生物施于根面并植骨。

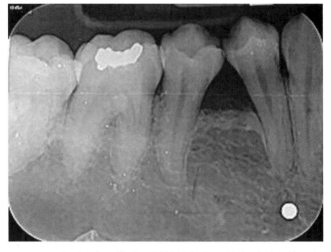

图6.57 术后10年X线片，尽管最初主要是水平骨吸收，但明显有骨增量。

6.4　临床方面

6.4.1　患者因素

　　大多数研究认为吸烟会对临床附着水平（CAL）的增加产生不利影响[2,42,48,51-62,88-91]，然而也有研究认为吸烟者与不吸烟者之间没有显著差异[29,92-93]。对于糖尿病患者，由于伤口愈合不良，可能会影响牙周再生术的效果[94-95]。患者个体因素似乎在牙周治疗的结果中起着重要作用[96]。

6.4.2　骨缺损特征

　　骨缺损形态在牙周再生治疗的愈合中起决定性作用。尽管所有的骨下袋都可能在治疗后得到类似的改善，但是骨下袋的深度与临床附着水平增加和骨充填呈正相关[61,97-98]。如果术前CAL较严重，使用EMD进行牙周再生治疗后，CAL会有相对更大的改善[29,39,42,45,48,61-62,88,93,99]。在狭窄的骨缺损区域（1~2mm，测量牙根和骨壁之间的距离）使用EMD比在较宽的骨缺损区域（4~6mm）效果更好[100-101]。

　　在GTR治疗中发现，X线片中骨缺损的角度与术后CAL的增加量呈负相关。骨袋的深度与CAL的增加量及骨充填量呈正相关[98,102-105]。对于较窄的骨下袋（≤22°），基线骨缺损角度与EMD再生治疗后CAL的改善程度有关[106]。残余骨壁的数量也与不同牙周再生治疗的效果相关[107]，尤其是在应用可吸收生物膜和釉原蛋白时[48,61,103]。

　　对于较深的、非包裹性骨缺损，在不植骨的情况下应用EMD，会降低术后PD和CAL改善程度[108]，这对于仅应用EMD而不植骨治疗非支持性解剖结构的骨缺损（例如骨壁缺如的宽大型骨缺损）提出了质疑。如果采用稳定的龈瓣设计和支持性生物材料，则骨缺损解剖结构的影响似乎会降低（图6.58~图6.69）。我们将在与手术操作相关的内容中探讨软组织方面的考量因素以及联合治疗。

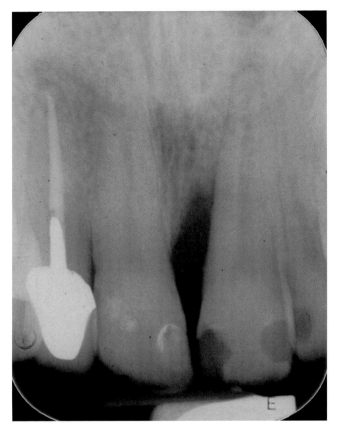

图6.58　术前X线片显示21近中邻面存在垂直骨缺损。

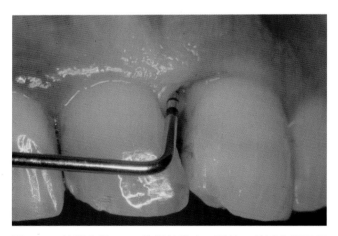

图6.59　使用全长15mm的探针检查，可见21的近中邻面探诊深度为14mm。

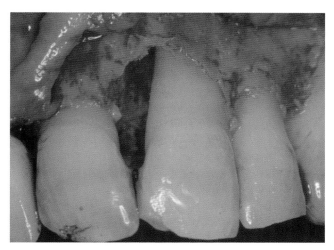

图6.60 术中照片显示21近中邻面存在广泛的垂直和水平骨缺损。冠方为一壁骨缺损，而在根方存在二壁、三壁骨缺损。

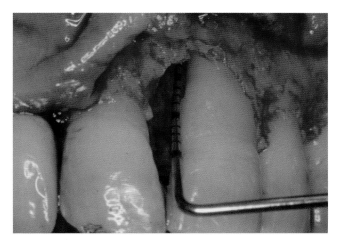

图6.61 术中照片显示21近中骨缺损。使用牙周探针探查骨缺损深度，从骨缺损的袋底至釉牙骨质界的距离为15mm。

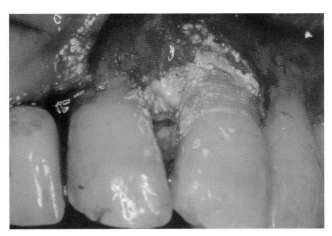

图6.62 首先将EMD置于骨缺损中，然后将矿化异体骨、硫酸钙的复合骨移植材料与EMD混合。

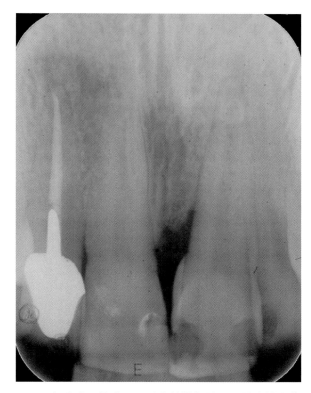

图6.63 术后1年X线片，21近中骨缺损处可见骨充填影像。

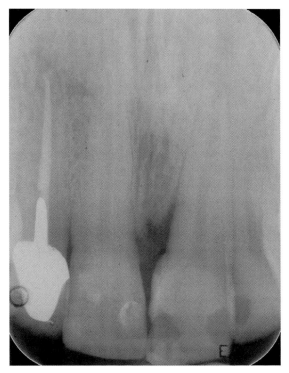

图6.64 术后3年X线片，与术前和术后1年的X线片相比，21近中骨缺损愈合更明显。

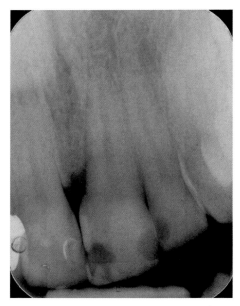

图6.65　术后4年X线片，21近中骨缺损持续愈合。

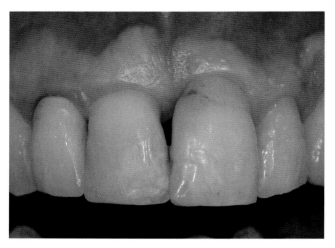

图6.66　术后4年的口内照片，可见牙龈退缩，但是不存在软组织炎症。

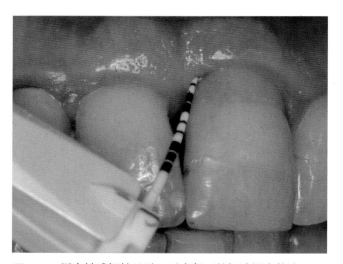

图6.67　压力敏感探针显示21近中邻面的探诊深度较浅。

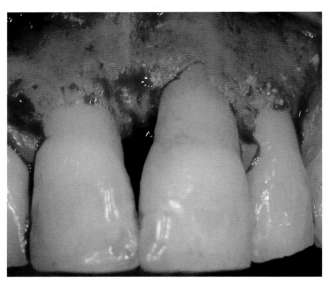

图6.68　术后4年手术探查照片，与治疗时的情况相比，骨缺损愈合很明显。

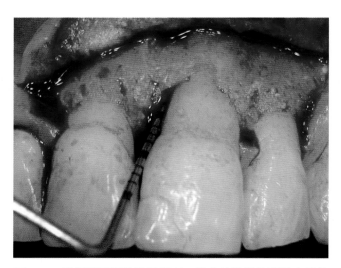

图6.69　使用牙周探诊进行探查，近中骨缺损处可见大量骨充填，与初次手术相比（图6.61），硬组织增加7mm。

6.4.3　牙齿松动度

对于牙齿松动度增加和牙周支持组织大量丧失的牙齿，建议进行临时固定，以免患者在手术过程中或术后感到不适[52]。长期以来，人们一直认为牙齿松动是影响牙周再生的重要因素[109]。牙齿松动度与牙周再生治疗的临床结果呈负相关[110]。对于基线松动度＜1mm的牙齿，牙周再生治疗可以取得成功。但是，对于松动度较大且不能控制的牙齿，特别是伴垂直向松动时，牙周再生治疗效果不佳[111]。

6.5　手术技术

6.5.1　软组织考量

软组织的处理是牙周再生术治疗取得成功最重要的因素之一。最初的龈瓣设计是基于传统的牙周手术，随后朝着保存软组织的方向发展，以实现一期伤口愈合，并维持再生材料上伤口的稳定性。这一点尤其重要，特别是在初始愈合阶段[101,112]。

学者们提出了保留龈乳头技术、改良保留龈乳头技术、简化保留龈乳头技术、保留全部龈乳头技术以及单侧瓣技术，并对以上技术进行评估，用于软组织处理。

保留龈乳头技术是指在颊、腭侧和邻面行沟内切口翻瓣，在腭侧龈乳头基底部行半月形切口，然后用钝头器械将龈乳头推过邻间隙，并与颊侧瓣一起翻开[113]。

改良保留龈乳头技术仅在邻间隙＞2mm的情况下才能使用[48,114-116]，在颊、腭侧行沟内切口，在颊侧龈乳头基底部稍微内斜做一个水平切口。颊侧翻开全厚瓣但不包含邻间组织，颊侧龈乳头基底部的水平切口将位于邻面牙槽嵴顶上的结缔组织分离后与腭侧全厚瓣一起翻开。可通过骨膜切口以增加颊侧瓣的活动度，从而达到无张力的一期愈合，同时还可增加邻面再生空间。冠向复位龈瓣后，采用双层技术缝合。改良保留龈乳头技术可与屏障膜、生物活性材料、生长因子和骨移植材料一起应用[48,115-118]。由于牙龈退缩减少，与未保留邻面软组织的传统翻瓣术相比，这种方法的临床效果更佳[89-90]。

简化保留龈乳头技术，主要用于龈乳头上方邻间隙＜2mm的情况。通过在颊、腭侧行沟内切口，在牙间自轴角龈缘处至邻牙接触点下方中点处行斜面切口，刀片保持与牙长轴平行。颊侧翻全厚瓣，龈乳头留在原位，在靠近龈乳头基底部的近牙槽嵴顶的颊、舌侧水平切口分离此处软组织，将包含龈乳头在内的腭侧全厚瓣翻开。

保留全部龈乳头技术是通过在邻间隙的颊侧牙龈行沟内切口和垂直松弛切口形成入路，翻颊侧全厚瓣，并在邻面缺损的龈乳头下预备隧道，以保留全部龈乳头。去除肉芽组织并仔细清理根面后，可以使用骨替代物和釉基质蛋白衍生物。这种手术方法增加了血凝块的稳定性，减少伤口暴露的风险，特别是在早期愈合阶段[119]。

当通过最小的颊侧开窗即可进入骨缺损时，可以使用改良微创手术技术[117-118,120]。该技术适合与生物活性因子、骨移植材料联合用于单个和多个骨下袋的治疗[121]。根据邻间隙的大小，可以选择简化保留龈乳头技术[114]或改良保留龈乳头技术[89-90]处理骨缺损区的龈乳头。翻开邻间隙组织后，颊、舌侧切口向近远中稍延伸，仅仅翻很小的全厚瓣露出残余骨壁的冠方边缘即可。没有进行骨膜切口或垂直松弛切口，并且通过改良褥式缝合实现软组织一期愈合，如需要可再行附加缝合[117-118]。

改良微创手术技术[120]提高了龈瓣的稳定性，通过很小的牙间颊侧三角形瓣入路，同时将龈乳头保留在原处。将肉芽肿组织锐分离，并从龈乳头嵴顶上的结缔组织、骨壁和根面清除。极小的伤口和微创的翻瓣能够保留最大的牙间组织血供，并且利于伤口愈合。改良褥式缝合使龈瓣复位，必要时可行附加缝合。缩小的颊侧入路不会增加器械到达根面的难度[120]。此技术需要使用显微外科手术器械以及放大设备。微创外科手术技术结合生物活性材料术后并发症的发生率非常低[121-122]。

单侧瓣技术是通过翻开颊侧或舌侧/腭侧（经术前骨探诊）单侧全厚瓣到达术区[123-128]。邻面嵴顶上的牙龈组织保持完整，从而可以轻松地将龈瓣复位，实现稳定的一期愈合。术后牙龈退缩通常发生在深的骨缺损并伴颊侧骨开裂的区域。生物活性材料结合骨移植材料以及单侧瓣技术可能会减少术后牙龈退缩[123-124,126-128]。

6.5.2　联合疗法

联合疗法是指同时应用多种牙周再生治疗替代品以获得累加效果。这种方法可整合不同的牙周再生理念，例如传导效应和诱导效应、空间支撑和伤口稳定性、基质发育和细胞分化。

仅使用EMD，作为一种单一疗法，主要用于较窄的三壁骨袋或支撑良好的二壁骨袋，生物材料可提供软组织支持，尤其是在缺乏支撑的骨缺损中（图6.53和图6.60）。较大的翻瓣入路可能不利于伤口的稳定性，可以通过使用屏障膜或骨移植材料、联合使用屏障膜和骨移植材料或联合使用牙釉蛋白和骨移植材料来解决这一问题。移植生物材料与包括EMD在内的生物制剂的联合应用可以减少单侧瓣技术术后的牙龈退缩[125]。

在大多数骨缺损类型中，与单独使用生物活性剂相比，将骨移植材料与EMD或重组人血小板衍生生长因子–BB联合使用，在增加CAL和降低PD方面的效果更佳[129-131]。然而，尽管EMD与某些骨移植材料联合使用有利于牙周再生，但是与单独使用EMD，甚至与仅使用骨移植材料相比，联合使用没有显示出更多优点[132-145]。目前，有研究认为骨移植材料可以储存并缓慢释放骨诱导化合物[52,146-148]。

目前，关于最适合EMD的骨移植材料尚无定论[49]。牙周再生是指已丧失的牙周支持组织全部重建。因此，使用不可吸收的生物材料（例如多数异种骨）不会实现真正的牙周再生。学者们已经评估了几种不同的骨移植材料，例如自体骨[149-150]、牛骨矿化物[144,151-155]、同种异体骨[156-158]、生物活性玻璃[136,159-160]、三磷酸钙[151]、硫酸钙[52,161]（图6.58～图6.69）和双相陶瓷骨[162-164]。牛骨矿化物的治疗效果存在争议[137,165-167]。在EMD中添加生物活性玻璃[92]和双相陶瓷骨[162-164]并不会增强临床效果。临床医生应根据骨缺损的大小（例如大颗粒骨移植材料不适合较小的骨缺损）、组织学（实现真正的牙周再生）和临床成功证据及操作特性等因素选择合适的骨移植材料。

6.5.3　牙周再生术与游离结缔组织移植联合

另一种联合疗法是在采用EMD进行牙周再生术中同时行自体结缔组织移植（图6.70～图6.89）[168-169]。学者们对这种联合疗法术后形成的牙骨质、新附着和骨质进行组织学评价，得到了不同的研究结果[170-171]。EMD对牙龈成纤维细胞具有增强作用，其机制是促进成纤维细胞的增殖，使其产生的基质数量增加2倍[80-85]，并通过不同的细胞机制减少炎症并促进愈合[86-87]。因此，在裸露的根面使用EMD除了可能诱导牙周再生外，还可以增强游离结缔组织移植物的活力。在牙周再生术中，如果角化组织的量不足，则可在裸露的根面使用EMD后再放置移植的结缔组织[52]。该方法可能会减少术后牙龈退缩并增加该区域的角化组织（图6.70～图6.89）。增加牙龈的厚度也是CTG的作用之一。对于手术创伤及组织改建所致的牙龈退缩，较厚的牙龈组织表现出更强抵抗力。此外，牙龈从薄型向厚型的转变可能有利于牙龈轮廓的长期稳定性，因为厚型生物型牙龈不易发生牙龈退缩[172-173]。

单侧瓣技术与自体软组织移植物相结合[168,172-173]，可增加CAL，尤其是在与颊侧骨开裂相关的骨下袋区域，可减少术后牙龈退缩（甚至有根部覆盖），增加牙龈宽度。近年来，也有学者尝试用于治疗伴Miller Ⅳ度牙龈退缩的骨下袋[52,168,172-173]（图6.70～图6.89）。

辅助使用CTG对手术技术的要求更高，并且由于需要获取移植组织而增加额外术区，从而增加了术中和术后的不适感。在牙周再生术中增加CTG似乎对于薄型牙龈及伴严重颊侧骨开裂的骨缺损特别有益（通常在前牙区），但是对于厚龈生物型和较浅的骨开裂作用有限。颊侧牙龈轮廓的稳定性尤为重要，特别是在美学敏感区域[172]（图6.70～图6.89）。

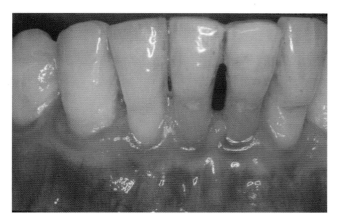

图6.70 术前照片显示下颌切牙呈薄龈生物型，牙龈退缩，附着龈和角化龈宽度极少，并有肌肉和系带牵拉。

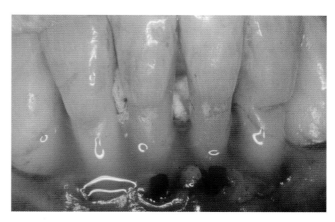

图6.73 将EMD置于裸露的根面上。

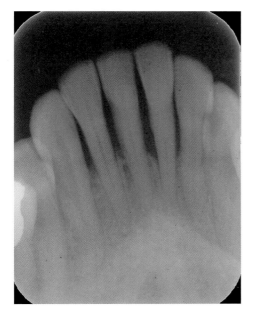

图6.71 术前X线片显示下颌前牙支持骨丧失，主要为水平骨缺损。

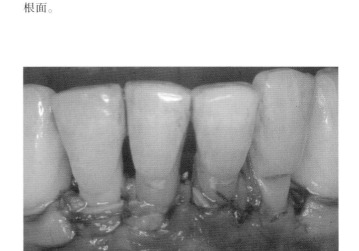

图6.74 放置EMD后，将结缔组织移植物固定在裸露的根面。

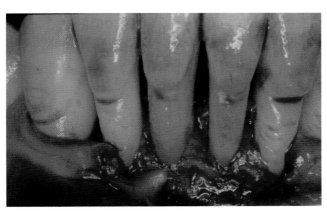

图6.72 术中照片显示，由于重度水平骨缺损，4颗下颌切牙均存在广泛的牙根暴露。

图6.75 牙周再生术联合结缔组织移植后，颊侧龈瓣冠向复位并缝合。

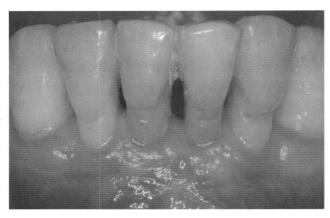

图6.76　下颌前牙区术后1年照片。注意与术前相比，牙龈有少量退缩，附着龈和角化龈宽度增加，无系带和肌肉牵拉。

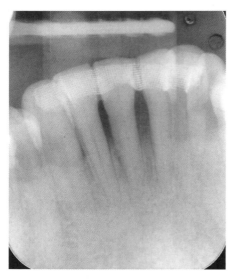

图6.77　术后2年的X线片。尽管术前存在水平骨缺损，但是仍然可以获得一定的骨增量。

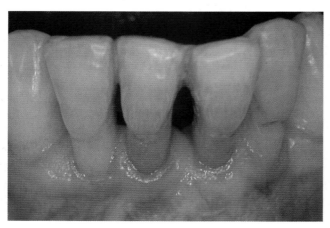

图6.78　术后2年的下颌前牙口内照片。可见牙龈情况改善，根面覆盖增加，附着龈和角化龈宽度增加。

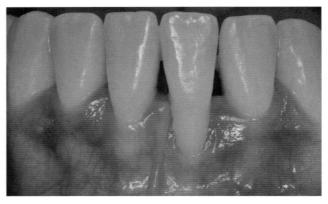

图6.79　下颌前牙术前呈薄龈生物型。注意31伴重度颊侧牙龈退缩，附着龈和角化龈缺如。

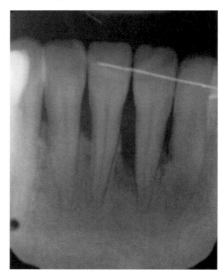

图6.80　术前X线片显示所有下颌切牙均存在骨吸收，31近中存在较深的垂直骨缺损。

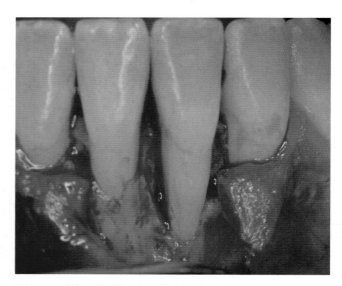

图6.81　翻颊侧瓣并清创后拍摄的术中照片。注意31牙根暴露明显。

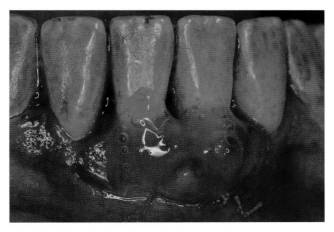

图6.82 将EMD应用于裸露的根面和周围的硬组织。

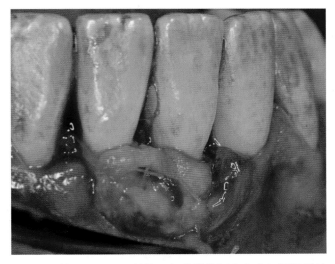

图6.83 使用EMD后，结缔组织移植物固定在中切牙裸露的根面上。

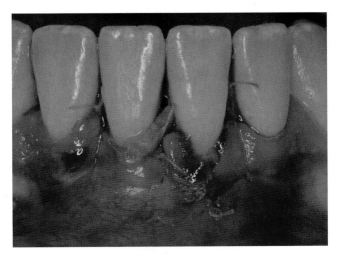

图6.84 颊侧瓣冠向复位并缝合覆盖结缔组织移植物。

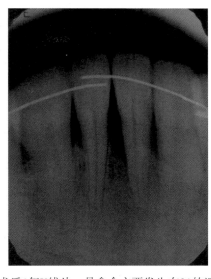

图6.85 术后1年X线片。骨愈合主要发生在31的近中。

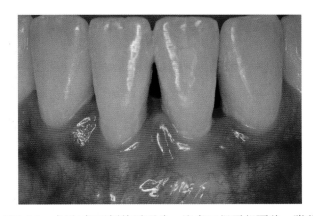

图6.86 术后1年下颌前牙照片。注意31根牙龈覆盖，附着龈和角化龈宽度增加。

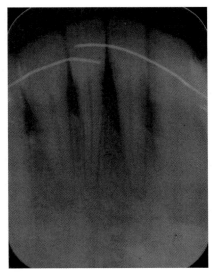

图6.87 术后2年X线片。可见进一步骨愈合，主要是31的近中。

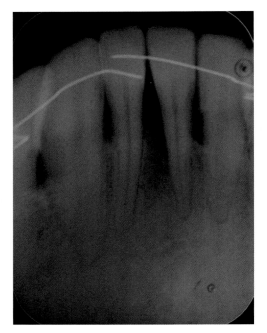

图6.88　术后3年X线片。注意支持骨进一步愈合和改善。

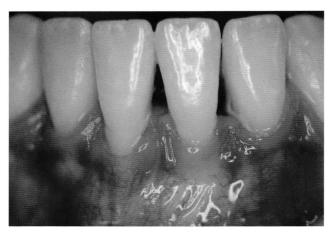

图6.89　术后3年下颌前牙照片。注意31根面覆盖，附着龈和角化龈宽度增加。

6.6　随访和维护

　　如果定期进行牙周支持治疗，牙周再生治疗的效果可保持长期稳定（图6.16～图6.27）。GTR（图6.90～图6.104）和EMD（图6.40～图6.49）治疗效果均可长期维持[68,174-177]。临床研究结果表明，传统的牙周再生治疗后获得的临床附着水平的稳定性取决于严格的口腔卫生状况以及是否遵守牙周护理计划[72,178]。牙周再生治疗后，必须密切监测，嘱患

者定期复诊并保持良好的口腔卫生。与无牙周炎病史的人群相比，有重度牙周炎病史的患者更易患牙周炎[179]，尤其是在维护不力的情况下。此外，某些患者牙周破坏较严重的区域常经过牙周再生治疗，这些部位似乎最容易复发并产生新的牙周破坏。这可能呈宿主依赖性，因为在动物实验的牙周炎模型中，未发现再生的牙周附着比原始的牙周组织更容易产生新的牙周破坏。

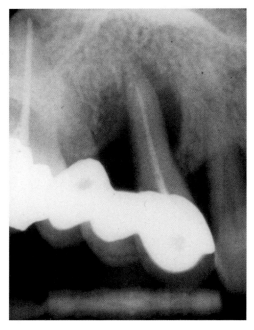

图6.90　术前X线片显示13存在明显的骨缺损，12牙槽骨大量吸收。

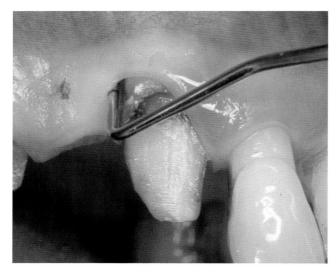

图6.91　13远中邻面的牙周袋深度为15mm。

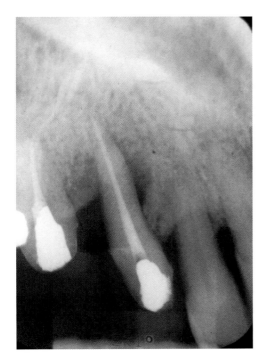

图6.92 根管再治疗后，根尖周骨质愈合。

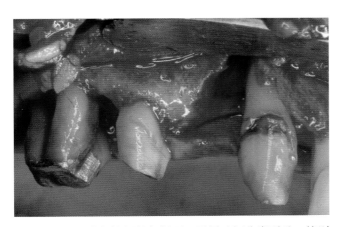

图6.93 术中清创拍摄的颊侧观。牙周破坏非常严重，特别是在尖牙的远中邻面。

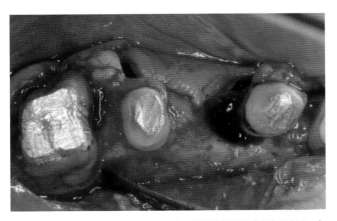

图6.94 术中拍摄的殆面观。尖牙周围的牙周破坏累及3个根面（颊侧、远中和腭侧）。

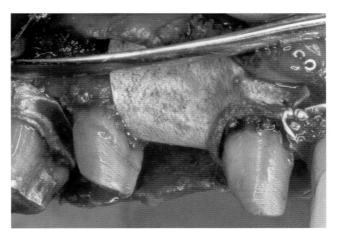

图6.95 植骨后，调整不可吸收屏障膜，并缝合固定在尖牙和第一前磨牙周围。

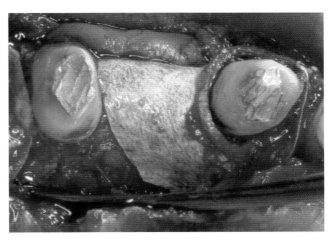

图6.96 不可吸收屏障膜缝合固定后拍摄的殆面观。

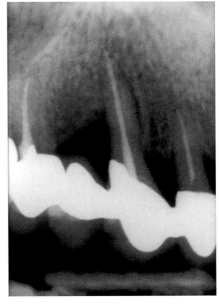

图6.97 术后1年X线片，可见13周围骨缺损部分愈合，12的支持骨量增加。

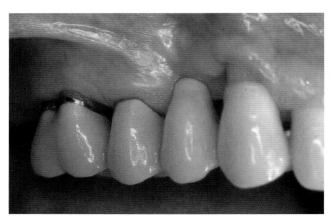

图6.98　术后5年拍摄的临床照片，可见龈缘上义齿修复，软组织无炎症。

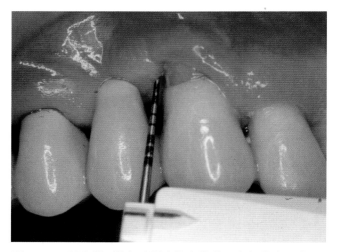

图6.99　13远中邻面的探诊深度较术前明显减少（图6.91）。

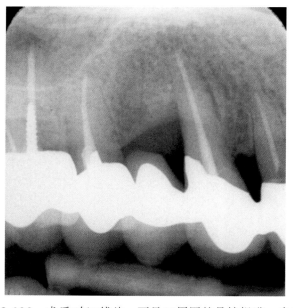

图6.100　术后5年X线片，可见13周围的骨缺损进一步愈合，12支持骨进一步增加。

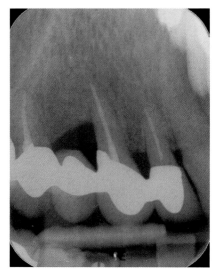

图6.101　术后10年X线片，可见13周围的牙槽骨稳定并持续改善。

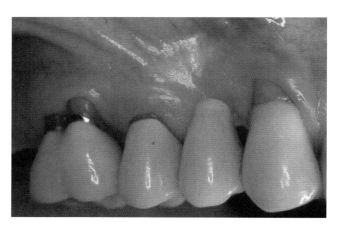

图6.102　术后10年拍摄的临床照片。虽然13牙龈明显退缩，但保持长期稳定。

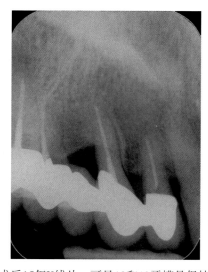

图6.103　术后15年X线片，可见13和12牙槽骨保持稳定。

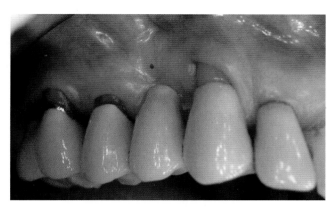

图6.104 术后15年，良好的维护和保持牙龈无炎症状态是长期稳定的关键因素。

6.7 牙髓-牙周联合病变

当牙髓-牙周联合病变的主要病因是牙周因素时，仅通过根管治疗无法治愈[180]。在这种情况下，即使进行完善的根管治疗，牙周病变也可能不会改善（图6.90～图6.104）。当患牙存在牙周骨缺损时，在根管治疗结束后还需要接受牙周再生治疗（图6.90～图6.104）。传统观点认为，在牙髓-牙周联合病变中，当牙周支持组织破坏超过根尖时，患牙的预后非常差[89-90]。然而，多个病例系列研究表明，对于存在牙髓-牙周联合病变的牙齿，即使牙周支持组织破坏超过根尖，经过根管治疗和牙周再生治疗后，仍然可以存留5年以上（图6.90～图6.104）。临床上明确牙髓-牙周联合病变的预后，判断患牙是否需要拔除非常具有挑战性[104,115-116]。在这些情况下，牙周治疗的结果不可预测，患者必须自愿花费时间、金钱，忍受治疗期间或治疗后产生的痛苦和不适感。但是，必须强调的是，某些患牙即使经过治疗，也有可能最终需要拔除。现代根管治疗技术和牙周再生技术可以有效治疗牙髓-牙周联合病变，使患牙得以长期保留。当医生在处理牙髓-牙周联合病变时，建议完成根管治疗后立即进行牙周手术治疗，以避免牙周致病菌再次感染根管系统。

6.8 结论

本章节回顾了牙周再生治疗的相关因素。天然牙列与牙种植体相比，即使牙周附着水平明显降低，仍具有更高的长期存留率和更稳定的边缘骨水平。患者因素、手术技术、缺损形态和软组织处理是牙周再生术治疗取得成功的重要考量因素。

第7章　牙根纵裂

VRF as an Endodontic Periodontal Lesion

Spyros Floratos, Aviad Tamse,
Shlomo Elbahary

7.1　引言

牙根纵裂（VRF）是根管治疗的并发症之一，也是导致根管治疗后牙齿拔除的第三大原因[1]。虽然牙根纵裂存在多种病因，但是结果却非常相似，均造成支持组织炎症，并最终导致牙髓–牙周病变及牙周骨丧失[2]。无论对于医生还是患者而言，牙根纵裂的发生常令人烦恼、沮丧，因为这种根管治疗并发症通常难以准确诊断，并且在大多数情况下必须拔除患牙或累及的牙根[3]。

牙根纵裂的临床表现通常与其他牙齿疾病非常相似，例如钝痛或咀嚼痛、牙齿松动、牙龈窦道、探及较深的牙周袋、牙周脓肿和根尖周病变等。这些症状和体征，使牙根纵裂很难与根管治疗失败的患牙或一些牙周病进行鉴别[3]。

对于牙根纵裂的患牙，诊断错误或延误诊断都可能导致治疗不当，使牙髓–牙周病变持续存在。医生在诊断过程中必须结合病史，并且进行详细的临床和影像学检查。

根据美国牙髓病学会（AAE）的共识声明，对于根管治疗后的牙齿，诊断牙根纵裂的特异性指征是患牙同时存在窦道和孤立的窄而深的牙周袋；然而，在很多病例中，以上两种体征并不会共存[4]。本章节将详细阐述牙根纵裂的诊断难点，以便读者做出正确且及时的诊断。

发表于2010年的一项研究认为，目前关于临床和影像学检查在诊断牙根纵裂的有效性及准确性方面缺乏实质性的证据[3]。迄今为止，大多数发表的关于牙根纵裂的文章，都是循证等级较低的研究，例如病例报告、病例系列研究或病例对照研究。

本章节旨在为牙根纵裂的临床诊疗提供现有的最佳循证依据和最前沿的信息。

7.2　分类、易感牙以及临床表现

牙根纵裂是根管治疗的严重并发症之一，一旦发生，往往会导致患牙拔除[5]。牙根纵裂通常发生于根管治疗后的牙齿[6]。也有研究认为，在中国人群中，牙根纵裂也可能发生于未经根管治疗的牙齿[7]。牙根纵裂是冠根向走行的慢性纵向折裂。有关研究表明，在根管治疗后的牙齿拔牙原因中牙根纵裂约占11%[8]。

牙根纵裂可发生于牙根的任何位置[4,9]，但一般

S. Floratos
Department of Endodontics, University of
Pennsylvania, Philadelphia, PA, USA

A. Tamse (✉) · S. Elbahary
Department of Endodontology, Tel Aviv University,
Tel Aviv, Israel
e-mail: tamseaz@post.tau.ac.il

© Springer Nature Switzerland AG 2019
I. Tsesis et al. (eds.), *Endodontic-Periodontal Lesions*, https://doi.org/10.1007/978-3-030-10725-3_7

始于根尖。如果纵裂始于牙根中部，裂纹可以向根尖或牙冠的任一方向延伸。从横断面来看，折裂线起源于根管壁并逐渐延伸到牙根表面，累及颊侧或舌侧（不完全折裂）或颊舌两侧（完全折裂）。在大多数情况下，不完全折裂和完全折裂均为颊-舌向，近-远中方向罕见[10]。牙根纵裂的发展是一种缓慢的、动态的过程，不完全折裂在咀嚼力的长期作用下，可能会发展为完全折裂[11]。

在多根牙中，牙根纵裂主要发生在一个根（大多数是上颌磨牙的近中颊根），但是下颌磨牙的每个根或上颌磨牙的两个颊根也有可能同时发生牙根纵裂。尽管牙根纵裂大部分为纵向（垂直方向），但并不总是沿着牙根长轴延伸，由于牙根形态、弯曲度和咬合力的影响可能斜向进展（图7.1）。牙根纵裂患者的症状和体征与牙周病患者或根管治疗失败病例相似。此外，牙根纵裂通常在完成根管治疗和修复治疗后数年才得以诊断[6]。由根管腔与牙周组织的穿通和感染所导致牙周破坏是一个缓慢的过程，因此症状和体征需要很长时间才能显现[11]，所以会让患者和医生都感到恼火。在有些病例中，医生可探及一个孤立的窄而深的牙周袋，有时甚至会沿折裂线表面直达根尖，这是牙根纵裂所导致的骨质丧失的典型临床体征。然而，这种典型的临床体征不具有普遍性，尤其在炎症早期。牙根纵裂所导致的这种骨缺损通常不同于牙周病。在"真正的"牙周炎病例中，牙周袋常位于患牙的邻面区域，骨吸收始于牙槽嵴。在临床检查过程中，当疑似牙根纵裂的牙齿存在孤立的骨缺损时，有时可能很难探查到牙周袋，并且探诊可能会造成患者不适，因此有必要施行局部浸润麻醉[4]。为了能够准确诊断牙根纵裂，探诊结果需要与其他体征（例如窦道）相结合。与根管治疗失败所导致的慢性根尖脓肿病例相比，牙根纵裂造成的窦道位置常高于附着龈位置[12]。然而，尽管牙根纵裂病例存在某些能够与牙周病或牙髓病区分的典型症状和体征[3]，但是在很多情况下，牙根纵裂与牙髓-牙周联合病变相似的体征和症状可能会导致误诊及治疗不当（图7.2和图7.3）。

近远中径比颊舌径窄（椭圆形、沙漏形、肾形或缎带形）的牙齿和牙根最容易发生牙根纵裂。例如上颌前磨牙、下颌前磨牙、下颌磨牙近中根、下颌前牙和上颌磨牙近中颊根。

从冠-根向切面来看，折裂线的范围可局限于牙根的根尖部、根中部或根颈部，也可同时累及根中部和根颈部或根中部和根尖部。当根管治疗后的牙根确诊为纵裂时，通常折裂线累及牙根全长（从根尖到牙颈部）。裂纹常表现为从颊侧到舌侧的完全贯通[10]。

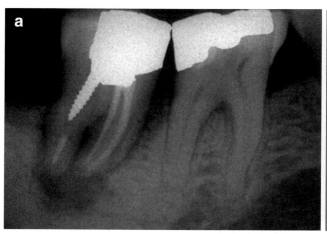
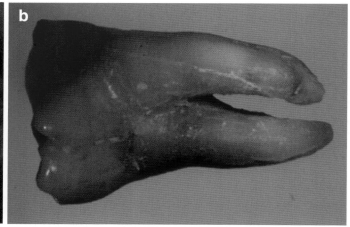

图7.1　下颌磨牙进行根管治疗后，其近中根发生牙根纵裂。（a）根尖片显示环绕患牙牙根及根分叉的透射影。（b）近中根表面可见未沿牙根长轴走行的斜形折裂线。

牙根纵裂有时仅限于根中部，而不累及牙根的根颈部或根尖部。此时，除了偶然可以在根尖片或CBCT影像中观察到位于牙根侧方的骨缺损外（图7.2a，b），病变不与龈缘交通，也不造成牙髓-牙周联合病变。然而，位于牙根侧方孤立的透射影也可能是根管治疗中未探查到的侧支根管造成的，同样会增加牙根纵裂的诊断难度。

临床上，当医生拔除诊断为牙根纵裂的患牙，观察到累及牙根全长（从根尖到釉牙骨质界）的裂纹时，难以推测裂纹是起源于牙根的根颈部或始于牙冠并向牙根的根尖区进展[13]，还是从根尖区逐渐进展到釉牙骨质界[14]（图7.3d）。

对发生牙根纵裂的牙齿进行回顾性研究，结果发现在大多数病例中患牙的临床体征和症状与影像学特征之间并不存在相关性，因此难以解释某些特定病例中牙根纵裂的发病机制。

目前，一些研究认为，接受根管治疗和冠修复后的牙齿容易发生牙根纵裂[6,15-16]。在根管治疗或根管再治疗的操作过程中，为控制感染必须去除感染牙本质。牙体硬组织的丧失使牙齿的抗折性降低，即使在咬合过程中施加正常咀嚼力，也有可能发生牙根纵裂。因此，医生必须了解并尽量减少能

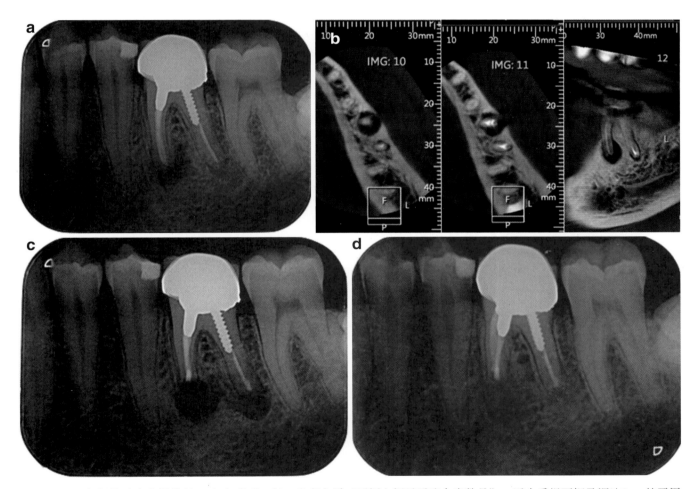

图7.2 36已行根管治疗和冠修复。（a）术后10年，患者主诉"下颌左侧后牙咬合痛数月"。近中舌根可探及深达8mm的牙周袋。（a，b）X线片显示患牙根充质量佳，远中根可见粗大的金属桩，近中根可见银汞合金桩。近中根和远中根可见围绕根尖1/3的透射影像。患牙的诊断可能是牙根纵裂（深牙周袋、光晕状透射影像和易感牙根）或根管治疗失败。可选择的治疗方案包括拔牙（如果诊断为牙根纵裂）或根管外科手术（如果诊断为根管治疗失败）。（c）显微镜下行根管外科手术，术中未见牙根纵裂。（d）术后1年随访，根尖周病变完全愈合。

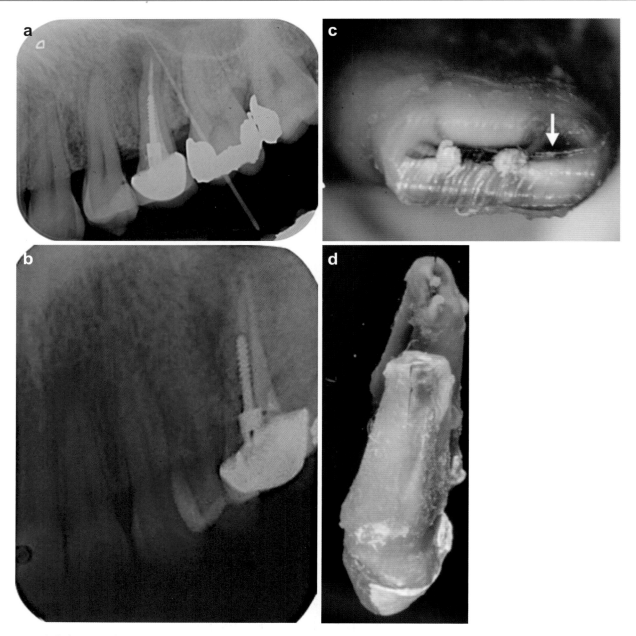

图7.3   24岁患者，因上颌牙龈溢脓就诊。25在5年前曾接受根管治疗和烤瓷冠修复。（a）使用牙胶尖定位病源牙。尽管窦道位置较高，但是患牙探诊深度正常。（a，b）X线片显示根管治疗质量佳。（b）25牙根近中（根尖部和侧方）可见大范围透射区。初诊断为根管治疗失败（慢性根尖脓肿），所以计划实施根管外科手术。（c，d）根管外科手术中发现牙根颊侧存在纵向裂纹，但腭侧未见折裂线，属于不完全折裂。

引起牙根纵裂的危险因素[17]。实际上，很多根管治疗后的牙齿发生牙根纵裂，是因为根管治疗操作中从牙冠和根管壁中去除了大量牙本质。根管预备过程中，过度扩大根管以及使用削切能力过强的器械（例如机用镍钛旋转锉、大锥度手用锉），会造成过多的牙本质丧失，降低牙齿抗折性[18-20]。有观点

认为，优秀的根管预备系统或技术应尽可能减少牙本质丧失[21-25]。然而，从运动动力学角度来看，往复运动镍钛锉是否优于连续旋转运动镍钛锉[22,24]或其他不同的镍钛锉系统[24]目前尚无定论。也有学者认为，根管预备并不会造成牙本质微裂[21,23,25]。

7.3　病因学

　　根管治疗后的牙齿发生牙根纵裂的原因非常复杂。作为根管治疗的并发症之一，牙根纵裂并没有一种明确的特定病因，因此很难预防牙根纵裂的发生。牙根纵裂的危险因素包括诱发因素和促进因素。其中诱发因素在临床上并不可控，包括易折牙根的特定解剖形态[26]、根管治疗后牙本质的生化性质改变[27]、治疗前已经存在的牙本质裂纹[23]以及根管治疗前由于龋病和外伤而丧失的健康牙体组织。促进因素是指多种与牙科治疗相关的医源性危险因素。

　　如前所述，上颌前磨牙、下颌前磨牙、下颌磨牙近中根、下颌前牙和上颌磨牙近中颊根容易发生牙根纵裂[26,28]（图7.1～图7.7）。在一项关于牙根纵裂病例的回顾性研究中，Tamse等[14]发现，

容易发生纵裂的牙根或牙齿一般具有较长的颊舌径（79%）。为了尽量降低牙根纵裂的风险，医生必须熟悉牙齿的解剖形态[29]。

7.4　发病机制

　　牙齿发生牙根纵裂会导致牙髓-牙周病变。当牙根发生纵向、颊舌向的纵折时，即使是不完全折裂（即仅颊侧或舌侧折裂，另一侧完整）且折裂片仍然附着在牙根上，根管内的细菌也会通过裂纹发生渗漏，形成生物膜，并侵入牙周组织[2]。

　　这一过程会引起软组织的炎症反应，且由于咬合力的作用折裂部分不断分离，使炎症愈加严重。同时，由于软组织炎症的影响，裂纹表面的皮质骨迅速吸收，随后大部分病例会出现骨开裂[30]。在牙根纵裂病例中最典型的骨吸收模式是颊侧发生"骨

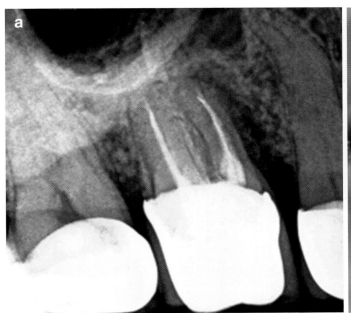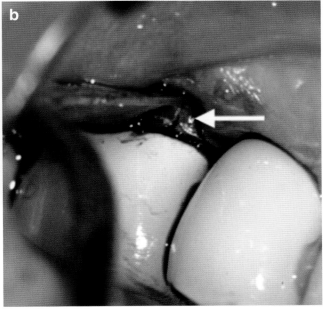

图7.4　55岁男性患者，要求评估16。该牙齿无任何症状。临床检查发现上16烤瓷冠修复，近中牙龈存在窦道，叩诊、扪诊无异常。近中颊侧可探及孤立的深达12mm的牙周袋。（a）影像学检查显示患牙已行根管治疗，近中颊根的近中侧可见透射影。局部麻醉后，将牙龈缘沿着牙周袋向根尖方向翻开，使用1%亚甲基蓝对牙根表面进行染色（放大8倍）。（b）可见裂纹（放大16倍）（箭头所示）。

开裂"，这会导致骨质快速吸收。当较薄的颊侧皮质骨板刚开始发生吸收时，会出现一个狭窄的沿冠根向而非侧方进展吸收的骨开裂。随着裂纹的延伸，骨开裂不断扩大而呈长圆三角形。在炎症后期，骨吸收沿对角线方向进展，使邻面骨质吸收。这是在翻瓣清除肉芽组织后可见到的典型症状[30-31]，因此临床中只能在翻瓣手术或拔牙后才能确诊牙根纵裂[31]（图7.1~图7.5）。然而，翻瓣术也存在局限性，如果折裂不完全（颊舌平面）或仅位于牙根舌侧，由于舌侧骨板较厚，很难完成术中探查并且明确诊断[31]。

舌侧骨板比颊侧骨板更厚，吸收先向后方进行，然后横向扩展，形成浅圆的U形吸收，而骨板高度保持不变[30]。

牙根纵裂病例中的另一种骨吸收模式是"骨开窗"，通常出现在裂纹位于牙根颊侧中部时。在这些病例中，由于骨质吸收区域与裂纹所在的部位相对，且其他区域的骨质完好无损，因此临床上难以诊断。在进行翻瓣术前，一般无法探及牙周袋。通常"骨开窗"唯一的临床表现为急性或慢性脓肿，类似于牙槽脓肿[32]，感染可沿着牙周组织或通过窦道口排出。以上症状也可能会在根管治疗失败的病例中出现，因而使医生难以准确及时地对牙根纵裂进行诊断（图7.2和图7.3）。

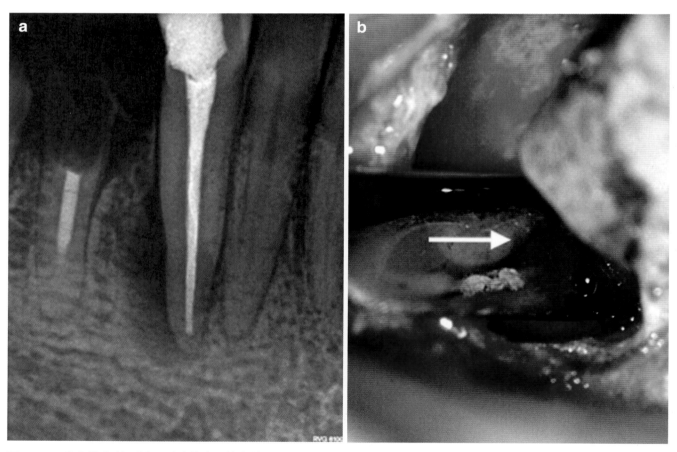

图7.5　63岁女性患者，因43不适就诊。临床检查显示43叩诊、扣诊不适，颊侧牙龈肿胀并探及孤立的12mm深的牙周袋。（a）根尖片显示43已行根管治疗，牙根远中可见光晕状透射区。（b）显微镜下行探查性手术，可见牙根远中舌侧纵裂（箭头所示）。

7.5　诊断

在牙根纵裂患者的根尖片上，牙根周围可存在不同的骨吸收模式[33]。然而，只有以下两种情况，医生才能通过根尖片确诊牙根纵裂，一是投照角度与折裂线的方向正好位于同一平面[34]，二是牙根折裂部分完全分开。在根尖片上看到分离的牙根断片通常环绕着大范围透射影，是由于炎症组织将牙根折裂片分离形成的。当根尖片显示患牙的折裂片分离且伴大范围的骨吸收病变时，意味着炎症已长期存在，但是患者自己可能并未察觉到（图7.6）。

牙根纵裂的影像学表现常常类似于其他病变，例如牙周病或牙髓病[4]。医生需要注意的是牙根纵裂患者的根尖片上有时观察不到任何骨吸收影像[14,31,35]，所以无法准确及时地进行诊断。因此对于疑似牙根纵裂的患牙，建议从不同投照角度拍摄根尖片[33]（图7.6）。

在牙根纵裂病例中，牙根周围最常见的影像学表现是"光晕状"或"J形"透射影，其表现为连接根尖周和牙根侧方的透射影，或位于牙根一侧或两侧的透射影[34]。另一种典型的影像学表现是从牙槽嵴到牙根侧方的"角形"透射影[33]（图7.5a）。

"角形"透射影在"真正的"牙周病中更为典型，但是和前述牙根纵裂的"典型"影像学表现基本一致，因此对于疑似牙根纵裂的患牙，只有同临床症状和体征结合才能确诊。在根尖片上观察到典型骨吸收表现只能作为辅助诊断牙根纵裂的一种提示性的辅助指标[31]。

下颌磨牙根分叉区域出现的透射影常伴根尖周或牙根侧方的病变[33,36]，这种情况通常发生于患牙的近中根周围。Lustig等[30]发现，大多数伴其他症状和体征（例如存在窦道、大范围骨缺损、患牙松动）或存在急性炎症的患者中，其邻面骨丧失程度高于在牙根颈部发生纵裂早期阶段即做出诊断的患者。

在某些情况下，牙根纵裂病例可能观察不到明显的影像学改变[2,14]。近期一项系统综述研究认为，目前尚无证据支持临床和影像学指标能够准确诊断根管治疗后的牙齿是否发生牙根纵裂[3]。CBCT也不是一种诊断牙根纵裂的可靠方法[37-41]。Chavda[38]认为数字化X线片和CBCT影像均对牙根纵裂的诊断能力较差。另一项研究[42]建议，将数字减影技术用于诊断牙根纵裂；还有研究[40]认为，根管内的牙胶充填材料造成的伪影可能导致CBCT对牙根纵裂的误诊率增加。

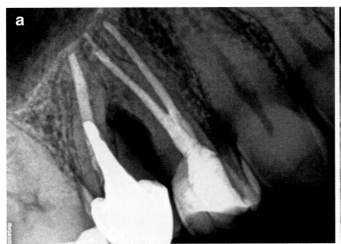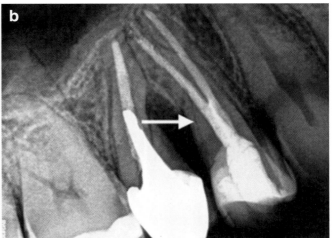

图7.6　43岁男性患者，因41不适就诊。临床检查发现14叩痛，近中颊侧存在10mm的孤立牙周袋。从正位投照（a）和远中投照（b）角度拍摄的X线片显示14已行根管治疗，牙根远中可见纵向裂纹。裂纹在远中投照（b）拍摄的X线片上清晰可见（箭头所示）。

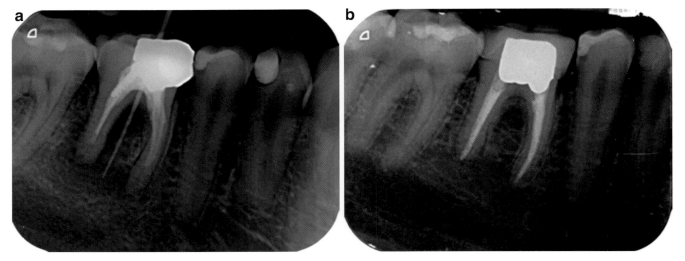

图7.7　63岁女性患者，因1年来下颌右侧后牙局部肿胀且咀嚼时钝痛就诊。临床检查发现46近中邻粭面银汞合金充填体。（a）46颊侧中部探诊深度为8mm。窦道位于附着龈距龈缘3mm处。叩诊、扪诊轻度不适，松动度Ⅰ度。（a）X线检查显示46根管治疗质量欠佳，牙根两侧根分叉区域可见透射影，这常是牙根纵裂的典型表现。根据临床和影像学检查结果，怀疑46发生牙根纵裂，因此提出了以下治疗方案：非手术根管再治疗或拔牙。患者有保留牙齿的意愿，故对46进行非手术根管再治疗，并行临时冠修复（未使用桩核固位）。（b）术后6个月的临床和影像学检查显示46根尖周透射影明显变小，患牙症状完全消失。完成最终的冠修复。（该病例由Arnan Jabarin博士提供）

对于根管治疗后的牙齿，在折裂部位发生感染并出现临床症状和体征之前，牙根纵裂的临床表现并不明显[11]。牙根的近远中径和咀嚼力的大小存在个体差异，这可能是影响易感牙或牙根出现症状和体征的主要危险因素[43]。对于根管治疗后的牙齿，通过常规X线成像技术无法观察到折裂线，因此需要开发出一种新的成像技术[44]。CBCT主要在轴位片上能够通过这种新的成像技术时不时地观察到裂纹并协助诊断根折[45]。然而，根据美国牙髓病学会（AAE）最新的组织声明，在大多数情况下，牙根纵裂的诊断指征往往是特定的骨吸收模式以及牙周探诊深度增加，而不是可以直接观察到裂纹[4]（图7.1、图7.4和图7.5a）。

7.6　组织病理学

如前所述，细菌生物膜及其代谢物[46-47]、坏死牙髓组织[48]、根管充填物[49-50]和食物残渣在咀嚼时会进入折裂处，并可能累及牙周膜[51]。因此，可在缺损区域、继发性折裂部位，或与裂纹相通的牙本质小管中发现细菌[2,51]。

在裂纹中发现的细菌可能有以下几种来源。一种是引菌作用，但可能性较低，因为细菌不能被引入空根管腔[52]或含有坏死组织的根管[47]。还有一种是当裂纹与龈沟相通时，细菌可以直接来自口腔。然而，裂纹中的细菌最有可能的是来自根管本身，因为根管预备通常不能完全清除细菌[53-54]。根管充填后，其中一些微生物以一种休眠状态存活。当根管治疗后的牙齿出现牙根纵裂时，营养物质进入根管，促使微生物增殖并产生毒力因子。众所周知，细菌是根尖周炎的重要病因之一[55]，对于牙根纵裂也是如此，只不过通过裂纹暴露于细菌的范围更大。

对于牙根纵裂患牙，病征会随着时间的推移因咀嚼负荷而加重，折裂线（牙本质裂纹）可能会继续向根尖或牙根侧方延伸，并累及牙周组织，导致牙槽骨吸收[2,30,56]。裂纹以及牙本质小管中的大量细菌分泌的毒力因子、抗原和副产物会进入牙周组织中。Blomlöf等[57]在意向性拔除的猴牙根面制备缺损，然后将这些存在根管感染或使用氢氧化钙封药的牙齿再植到牙槽窝中。20周后，在存在根管感染的牙齿中，位于裸露的牙本质上的牙龈发生退缩。Jansson和Ehnevid[58]还研究了下颌磨牙中牙髓感染对牙周探诊深度及根分叉受累程度的影响，结果发现，下颌磨牙的牙髓感染与根分叉处的附着丧失具有正相关性。此外，该研究认为发生牙髓感染且伴牙周病的磨牙会因细菌病原体通过副根管和牙本质小管向牙周组织播散，使牙周破坏更加严重。细菌也可能从口腔侵入牙本质。组织病理学和组织细菌学研究显示[51]，无论牙本质裂纹位置、方向和范围如何，总会被细菌感染。裂纹在唾液中浸泡，并且很难通过日常口腔卫生手段清洁。食物和细菌会不断聚集在裂纹中，最终形成细菌生物膜。在大多数情况下，裂纹下方的组织被细菌侵入的情况受裂纹的方向和范围影响，而牙周组织受累程度取决于细菌感染的深度。

7.7　微生物学

虽然目前关于牙根纵裂患牙中特定的细菌种类尚无定论，但是这些细菌在未治疗的感染根管或在根管治疗失败的患牙中都存在[59-60]。牙根纵裂患牙中的生物膜由包含病原菌在内的混合菌群组成且持续存在[61]。革兰染色显示生物膜中存在革兰阳性菌和革兰阴性菌，革兰阳性菌为优势菌[2]。细菌一般位于缺损部位、继发折裂处或与裂纹连通的牙本质小管中[2,51]，这些微生物是与根尖周病变具有密切关系的病原体。研究表明，根管系统中的细菌无法被彻底清理[62-64]，可以在根管中持续存活。一些研究[65-66]认为，即便使用大号器械预备，根管的根尖部分仍会存在感染。

根管充填能够减少冠方渗漏和细菌感染，封闭根尖使其与根尖周组织液隔绝，并将根管中的残留细菌掩埋[67]。有研究发现，在根管治疗后没有明显根尖周病变的牙齿中，45%的患牙根管中仍存在细菌[68]。Engström的研究[69]也得到类似结果，在与上述研究具有同样情况的牙齿中，24%的患牙根管中可分离出微生物。因此，只要细菌没有进入根尖周组织的通道，就不会引起根尖周炎症反应。然而，当牙根纵裂发生时，产生了通向牙周组织的通道，营养物质供给增加使细菌增殖，从而引起炎症反应。感染的牙髓组织和根尖周组织中的病原体，包括细菌、真菌和病毒。这些病原体及其副产物可能以多种方式损害牙周组织，因此需要通过根管治疗清除[70]。此外，很多牙周病原体同时也是牙髓病原体，这就解释了为什么牙髓-牙周联合病变的病原体和在牙根纵裂中发现的病原体具有类似特征。如前所述，Blomlöf等[57]在感染牙齿的牙根表面制备缺损，结果发现裸露的牙本质表面牙龈退缩。Jansson和Ehnevid[58]发现下颌磨牙的牙髓感染与根分叉区域的附着丧失有正相关性。

很多细菌病原体同时存在于牙髓和牙周感染中。蛋白分解细菌在根管菌群中占主导地位，随着时间的推移，优势菌转变为厌氧菌群[55,71]。Rupf等[72]利用PCR技术检测到伴放线放线杆菌、福赛斯坦纳菌、侵蚀艾肯菌、具核梭杆菌、牙龈卟啉单胞菌、中间普氏菌和齿垢密螺旋体的存在。在所有的牙髓感染样本中都发现了这些病原体，并且在患有慢性根尖周炎和慢性牙周炎的牙齿中也发现了相同的病原体。螺旋体也是一种与牙髓病和牙周病相关的微生物[73-74]。有研究证实酵母菌可在牙本质小管中定植[75-76]。已行根管治疗的患牙中3.7%~33%存在酵母菌[60,68,77-78]。在难治性根尖周炎的患牙根管中，绝大多真菌是白色念珠菌[78]。白色念珠菌具有定植于根管壁并侵入牙本质小管的能力[79]。约20%的慢性牙周炎患者的龈下存在酵母菌[80]。白色念珠菌也是牙髓病中最常见的真菌[81]。此外，病毒也在牙髓病和牙周病中产生影响。牙周病患者的龈沟液和受累牙龈组织中可检测出单纯疱疹病毒[82-84]。约65%的牙周袋样本和85%的牙龈组织样本中可检测出人巨细胞病毒[82]，超过40%的牙周袋样本和80%的牙龈组织样本可检测出EB病毒[82]。有研究认为，牙龈疱疹病毒与位于龈下的牙龈卟啉单胞菌、福赛拟杆菌、中间普氏菌、黑色普氏菌、齿垢密螺旋体和伴放线放线杆菌的数量增加具有相关性，这提示牙龈疱疹病毒可能在促进牙周致病菌增殖方面发挥一定作用[83]。

与牙髓-牙周联合病变相关的细菌种属包括真杆菌属、梭杆菌属、消化链球菌属、卟啉单胞菌属、普雷沃氏菌属和链球菌属[85-86]。还包括其他细菌，例如浑浊戴阿李斯特菌、害肺小杆菌、非乳解假枝杆菌、胶红酵母、福赛斯坦纳菌、嗜麦芽糖密螺旋体、索氏密螺旋体及它们的相关种系[86-87]。如前所述[2,88]，牙根纵裂患牙的裂纹[2]中革兰阳性菌和革兰阴性菌均可见，其中以革兰阳性菌居多。

牙本质小管直径通常与大多数口腔细菌的细胞直径相当[89-90]。体外研究已证实一些口腔微生物可侵入并定植于牙本质小管[91-93]。大多数口腔细菌无运动性，因此它们可能通过多次分裂，从覆盖在牙本质裂纹表面的生物膜中被推入牙本质小管。咀嚼过程中牙本质上增大的流体静压力也会使细菌细胞进入牙本质小管[94]。

7.8　治疗

对于牙根纵裂患牙，尤其是对于后牙，很多研究认为拔牙是唯一的治疗方法[95-98]。也有些学者试图通过封闭裂纹来保留出现纵裂的牙根[99-101]。Masaka[102]报道了一例通过4-甲基丙烯酰氧乙基偏苯三酸酐/甲基丙烯酸甲酯-三正丁基硼烷（4-META / MMA-TBB）树脂粘固剂保存折裂牙根长达10年的病例。此外，Sugaya等[103]使用4-META / MMA-TBB树脂粘接封闭23颗出现牙根纵裂的牙齿，在6～74个月的观察期内其中有18颗（78%）牙齿得以保留。Hayashi等[104]拔除了26颗出现牙根纵裂的牙齿，粘接封闭裂纹并再植入牙槽窝，观察4～74个月，发现再植后36个月时患牙存留率高达69.2%。以上研究表明，粘接封闭裂纹可能是治疗牙根纵裂的一种可选择的方法。此外，在很多通过树脂封闭纵裂纹的病例中，即使没有对根面进行清创，也可观察到术后

牙周组织炎症改善、探诊深度减少。

在组织病理学上牙周探诊深度增加可能有两种原因：其一是结合上皮向根方增殖和牙周袋内细菌积聚，类似于慢性牙周炎；其二是根管和折裂线中的细菌引起牙周炎症，虽然没有发生结合上皮向根方增殖，但牙周探针仍可以穿透炎症结缔组织[105-107]。如果仅探针穿透炎症结缔组织，而细菌局限在根管和折裂线中，清除细菌并封闭折裂线可能会缓解牙周炎症且使骨质缺损修复。有研究[104]认为，如果使用树脂粘固剂封闭折裂线，可以预防或缓解沿折裂线产生的牙周炎症。然而，在另一项研究中[108]，对于牙根纵裂患牙，在使用树脂粘固剂封闭折裂线后，未给予患牙咬合负载，因此尚不清楚粘接后的牙根在咬合负载下是否具有抵抗再次折裂的能力。也有研究探讨了釉基质蛋白衍生物（EMD）在牙根纵裂患牙的封闭和再植中的应用[109]。该研究认为EMD在牙根纵裂患牙的封闭和再植中可发挥重要作用：EMD可抑制炎症[110]，具有抗菌作用[111]，促进牙根表面吸收区域牙骨质的形成[108-109]，降低牙根粘连的发生率[112]。牙周组织再附着在牙根纵裂患牙的封闭和再植中也发挥重要的生物力学作用[113]。需要强调的是，上述研究均为循证等级较低的病例报告和病例系列研究。

目前，在大多数情况下，需要拔除牙根纵裂患牙，从而消除炎症，避免骨质进一步丧失。在某些情况下，对于多根牙可尝试完全截除纵裂牙根或消除部分牙根以清除裂纹[5,114]。通过这些方法不仅可以保留天然牙，还消除了牙髓-牙周病变，达到较理想的功能和美学效果。

7.9　结论

本章节重点介绍了牙根纵裂的临床诊断方法和发病机制。

牙根纵裂具有两种典型的临床特征：存在接近龈缘的窦道以及窄而深的牙周袋。当以上两种特征在根管治疗后的牙齿中同时出现时，多数情况下可

以做出准确的诊断。本章节还描述了纵裂牙或牙根的影像学诊断特征。

临床上准确诊断牙根纵裂的难度包括：①并非所有的牙根纵裂病例都表现出上述不同"诊断特征"的组合；②其临床体征、症状以及影像学表现与牙周病或根管治疗失败病例相似；③折裂线的位置、严重程度与患牙的临床体征、症状以及影像学特征并无相关性；④对于根管治疗后产生牙根纵裂的牙齿，直到折裂部位发生感染，一般才会出现明显的临床症状和体征。

本章节还简要描述了各种类型的牙根纵裂的复杂病因及其产生、发展过程。在本章节中，读者最需要着重了解的是，牙根纵裂的典型发病机制以及细菌在其造成的牙髓-牙周病变的发生和发展中所具有的重要作用。当牙根发生颊舌向纵折时，即使折裂部分仍未分离，残余组织和细菌也会离开根管，形成生物膜，从而累及牙周组织。咀嚼力的长期使用会使折裂部分分离。软组织中的炎症过程会随着折裂部分的分离而不断加重。在大多数病例中，牙根折裂部位表面的皮质骨板会吸收而出现骨开裂，且由于颊侧骨板较为薄弱，其吸收破坏会更加快速、严重。

第8章 牙髓-牙周病变患牙拔除后的治疗方案

Treatment Alternatives Following Extraction of Teeth with Periodontal-Endodontic Lesions

Carlos E. Nemcovsky, Massimo del Fabbro,
Ilan Beitlitum, Silvio Taschieri

8.1 引言

保留还是拔除患牙，是口腔临床诊疗中最常见的难题之一。当需要联合考虑牙周、牙髓和修复等方面时，治疗决策变得更为复杂。

种植体支持式修复是被最广泛接受的修复缺失牙的治疗方案。然而，种植治疗能否成功与多种因素有关，例如拔牙后的手术时机和手术入路、剩余骨量以及是否存在残余感染等[1]。牙周条件较差的上颌即刻种植失败率较高[2]。

拔除伴严重牙槽骨破坏的牙齿，例如伴预后较差的牙髓-牙周病变的患牙，会导致不同的结果，手术治疗难度也不同。有多种治疗方法可供选择，例如即刻种植、早期种植体植入后的软组织原始位点保存、牙槽嵴保存和牙槽嵴增量术等。即刻种植是一种复杂的手术治疗，必须在理想的解剖条件下进行，通常不适用于牙髓-牙周病变患牙拔除之后。当无法满足理想的条件时，特别是需要进行骨增量手术的情况下，应该优先考虑在软组织愈合4～8周后行早期种植。如果骨量不足，种植体植入后可能预后不佳；通常几个月后在获得硬组织增量且评估良好的情况下，才能植入种植体[3]。即使软硬组织已经愈合，某些情况下也不适合植入种植体，需在植入前进行骨增量手术。牙槽骨在拔牙后6个月或更长的时间内，如果不进行任何干预，会带来明显的骨量改变，甚至严重的牙槽嵴萎缩的风险。晚期种植只适用于特殊患者和/或特殊位点的治疗。

拔牙后牙槽窝愈合涉及了重大的体积和形态变化，这是破骨/成骨过程共同作用的结果[4-5]。有文献指出，拔牙后一些生物学串联事件会引导牙槽骨愈合[6-7]。简而言之，拔牙后血凝块会立即充盈大部分的新鲜牙槽窝。组织学分析显示，纤维蛋白网络开始形成。在最初的48小时内，中性粒细胞、单核细胞和成纤维细胞在纤维蛋白网络内迁移，通过炎症反应促进组织愈合。数天后，肉芽组织开始替代血凝块。拔牙1周后，血凝块被临时基质部分替代，同时在拔牙窝根方大部分区域充满了肉芽组织、新生的结缔组织和骨样组织。在第2周初，牙槽窝内的组织主要由临时基质和编织骨组成。第30天，矿化的骨组织约占牙槽窝体积的90%[8]。拔牙8周后可发

C. E. Nemcovsky (✉) · I. Beitlitum
Department of Periodontology and Dental
Implantology, Maurice and Gabriela Goldschleger
School of Dental Medicine, Tel Aviv University,
Tel Aviv, Israel
e-mail: carlos@tauex.tau.ac.il; beilan@post.tau.ac.il

M. del Fabbro · S. Taschieri
Department of Biomedical, Surgical and Dental
Sciences, Università degli Studi di Milano, IRCCS
Istituto Ortopedico Galeazzi, Dental Clinic,
Milan, Italy
e-mail: massimo.delfabbro@unimi.it

© Springer Nature Switzerland AG 2019
I. Tsesis et al. (eds.), *Endodontic-Periodontal Lesions*, https://doi.org/10.1007/978-3-030-10725-3_8

现颊舌侧骨壁外部和顶部的硬组织出现持续吸收。拔牙后感染可导致愈合缓慢和愈合不完全[9]。拔牙会引起剩余牙槽骨的重大改变[4,8,10-11]，包括颊侧牙槽骨壁高度降低和束状骨消失[4,8,11-12]。牙槽骨吸收主要发生在拔牙后第1个月，而在第10~20周仍会存在少量吸收现象[6,10]。拔牙后的前3个月，剩余牙槽嵴的宽度可能减少50%[11]。多颗相邻牙拔除会引起比单颗牙拔除更明显的牙槽骨垂直高度的改变（图8.1和图8.2）。

在拔牙后3~6个月的愈合过程中，牙槽嵴的平均宽度减少3.8mm，平均高度减少1.2mm[13]，任何治疗方法都不能完全抵消这种生物学愈合过程中牙槽骨的变化。颊舌向宽度的减少通常发生在拔牙后4~6个月，与种植体植入无关[4,14-15]。即使拔牙后种植体立即植入拔牙窝，种植体也不能保持牙槽骨嵴的整体轮廓[16-19]。即刻种植后，颊舌侧的边缘缺损将由牙槽窝内部形成的新骨补偿；而牙槽嵴的外部，尤其是颊侧，会出现明显的骨吸收[20-21]。当拔牙部位的邻近牙齿有完整牙周组织支持的牙槽骨时，骨吸收一般局限于颊侧。否则拔牙窝所有骨壁都会发生明显的根冠向吸收（图8.3~图8.11）。

新鲜拔牙位点类型的缺损有利于种植修复；但是动物实验显示这些部位的骨愈合受损；在愈合的牙槽嵴植入种植体后，大多数缺损被完全充填，而在新鲜拔牙窝内植入种植体后，缺损不能完全愈合[22]。

考虑到拔牙后的剩余牙槽骨量及其完整性不同，因此建议采用分类法针对不同个体的临床情况选择恰当的治疗方案[23]。

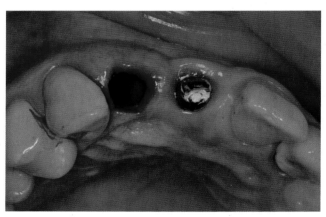

图8.1　微创拔牙后的牙槽窝，未翻瓣。

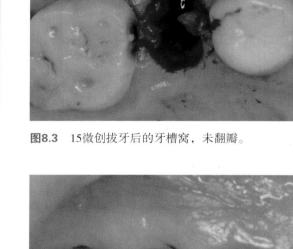

图8.3　15微创拔牙后的牙槽窝，未翻瓣。

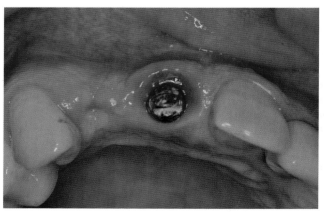

图8.2　拔牙数周后，剩余牙槽嵴的颊舌径无明显减少。

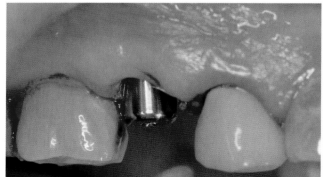

图8.4　拔牙后即刻植入种植体。

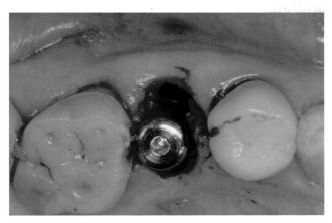

图8.5　种植体植入部位靠近腭侧残余骨壁，初期稳定效果良好。植入愈合基台进行穿龈愈合。种植体和颊侧骨壁内表面之间有明显空隙。

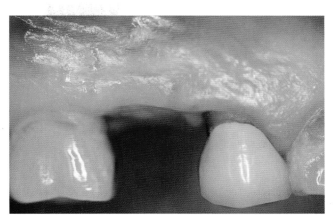

图8.8　拔牙和即刻种植几个月后，龈缘明显退缩，并累及邻牙。

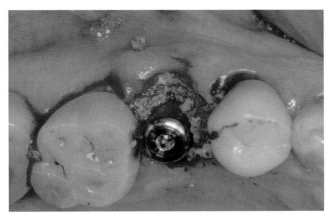

图8.6　种植体和颊侧骨壁之间的空隙填入不可吸收的异体骨移植材料。

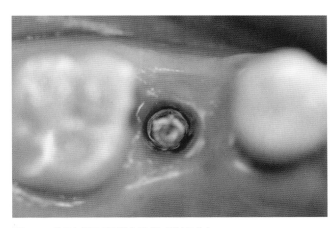

图8.9　𬌗面观显示牙槽嵴颊-腭径减少。

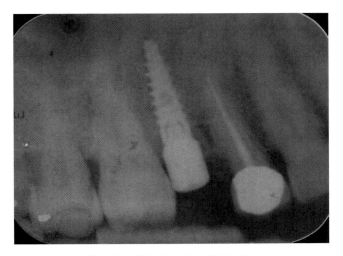

图8.7　术后X线片显示邻牙的支持骨轻度丧失。

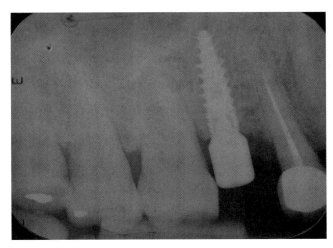

图8.10　后牙区X线片显示种植体周围骨质愈合良好。

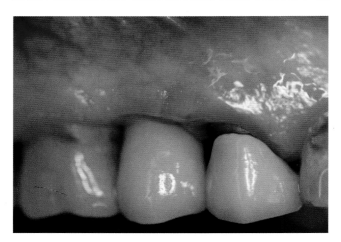

图8.11　冠部修复完成后，种植体和邻牙的颊侧龈缘明显退缩。

8.2　治疗方案

8.2.1　即刻种植

即刻种植具有患者满意度高、种植体存留率高、早期负重（即刻修复时）、缩短整体治疗时间等优点。

美学区种植治疗的主要目的是获得预后良好、并发症风险低的最佳美学治疗结果。由于该手术类型中颌面部软硬组织的稳定性可能具有欺骗性，因此对于拔牙后种植体植入部位的美学修复效果，必须在术后几个月加以评估。

即刻种植是一种复杂的手术治疗，必须在理想的解剖条件下进行，包括完整的唇颊侧骨壁且厚度至少为1mm、厚龈生物型、拔牙部位无急性感染，以及拔牙部位的根尖和腭部有足够骨量，从而保证种植体的初期稳定性。只有很少比例的病例（尤其是上颌前牙区）才满足这些条件。厚龈生物型在上颌前牙区很少见[24-26]。在中切牙区，只有4.6%是厚龈生物型，而在第一前磨牙区为27.5%[24]，同时52%的前牙区会出现唇颊侧骨开裂或骨开窗。因此，每个临床病例的治疗选择取决于患者风险状况评估以及术前临床和影像学分析。当考虑在美学区即刻种植时，应仔细考量以下解剖标志[3]：①唇颊侧骨壁；②腭侧骨壁；③近中和远中牙槽嵴宽度（测量邻牙釉牙骨质界根方3mm位置的宽度）；④牙槽嵴高度和倾斜度；⑤邻牙牙周支持骨；⑥鼻-腭管解剖；⑦根尖和腭部可用骨量；⑧单颗牙拔除后形成的间隙的近远中距离。

当种植体植入新鲜拔牙窝后，其存活率与植入骨质已愈合部位的种植体基本一致[28-31]，大多数研究报道其存活率在95%以上[3]。然而，一项系统综述发现，在单颗牙种植体支持式冠修复的对照研究中，植入新鲜拔牙窝的种植体显示了较高的失败风险比（RR），为1.58[32]。

但是，这种治疗方法也可能产生并发症。在即刻种植病例中经常会出现牙龈组织退缩，其中每3～4例中就有1例发生超过1mm的软组织退缩[33-39]。一项系统综述研究显示，即刻种植术后4～12个月，种植部位的骨量在垂直向和水平向上减少了0.5～1.0mm[40]。牙龈缘退缩的危险因素包括：薄龈生物型、种植体的唇颊侧位置不正确、拔牙时唇颊侧骨壁薄或受损[3]。在拔牙后几周内进行早期种植体植入，龈缘退缩的风险较低[41-46]。在上颌前牙区拔牙位点，经常会遇到唇侧壁薄或受损的情况[24-26,47]，同时上颌骨前段骨壁厚度＜1mm的拔牙位点，常可见唇侧中部垂直骨丧失[48]。

近期一项比较即刻种植术与延期种植术的临床研究，对即刻种植术的优点提出质疑[49]。这项研究认为即刻种植对骨增量需求高于延期种植（72% vs. 43.9%）；仅61.7%的即刻种植位点实现一期愈合，而82.1%的延期种植位点可实现一期愈合。即刻种植组发生伤口愈合并发症的概率为26.1%，是延期种植组的5倍。术后1年，即刻种植组与延期种植组相比，牙周探诊深度更大，即刻种植的种植体植入位置更深且更难获得理想的美学效果。术后3年影像学检查显示，即刻种植组的骨丧失趋势更为明显。因此，该研究认为在美学要求较高的区域，不建议进行即刻种植。

即刻种植可在伴或不伴翻瓣、骨和软组织移植，以及即刻、早期或常规负重的情况下进行。在特定病例中，通过不翻瓣拔牙、种植体即刻植入、骨质和结缔组织移植联合即刻临时冠修复可获得良好的预后[50-53]。然而，这种即刻种植的方法只能在严格的临床条件下进行，包括完整的牙槽骨壁、无骨质缺损（骨开裂/骨开窗）、种植体和邻牙之间至少存在2mm距离、相邻种植体间至少存在3mm距离、初期稳定性良好、正确的穿龈轮廓（拔牙前均匀的龈缘）、厚龈生物型以及无感染等。

有研究发现，不翻瓣种植术有助于减少术后种植体唇颊侧中部牙龈退缩[54]。所以，在理想的条件下，应尽可能避免在即刻种植过程中翻瓣。不翻瓣即刻种植过程看似简单，但是由于手术视野受影响，如果种植体植入方向错误，有可能导致唇颊侧骨板穿孔的风险，因此通过不翻瓣技术将种植体植入新鲜拔牙窝是一系列复杂的操作过程。

临床研究表明，种植体植入多年后可观察到组织改变[55-56]。虽然单颗即刻种植体具有很高的存活率，但是1年后可能会出现唇颊侧中部牙龈退缩、颊侧中部轮廓和牙槽突缺损加重。即使在由经验丰富的医生诊疗且符合严格适应证的病例中，美学方面的并发症发生率也高达50%。因此，在美学区域不建议常规进行即刻种植。种植体唇颊侧错位是导致术后牙龈退缩的一个重要危险因素[36]。种植体和唇颊侧骨壁内表面之间至少应保持2mm的间隙[47]。该间隙为合适的骨移植材料提供空间；间隙中形成的血凝块可机化成为临时结缔组织基质，并支持新形成的编织骨。已有研究证实，拔牙窝内种植体的放置位置影响着牙槽嵴的最终位置和体积[57-58]。种植体植入的位置越靠近舌侧，种植体暴露于牙槽嵴顶上方的部分就越少。然而，种植体这样植入不会保留牙槽嵴。在拔牙后即刻种植中，种植体的外形及植入位置会影响牙槽嵴的丧失以及骨-种植体接触。所有拔牙后即刻植入拔牙窝的种植体都会发生牙槽嵴丧失，而植入骨下的、带颈部微环的双螺纹

种植体的骨-种植体接触面积最大[59]。

低替代率的骨移植替代物，例如脱蛋白无机牛骨（DBBM），可以减少术后口腔颌面部骨吸收[12, 33,60-64]，有助于保存牙槽嵴。然而，关于这种无机牛骨的有效性目前尚无定论，在剩余颊侧缺损内以及颊侧牙槽骨嵴外部使用无机牛骨和胶原屏障膜进行骨增量手术，并不能维持软硬组织的体积[65]。自体、异体或异种软组织移植可使颊侧组织增厚并改善后期修复的穿龈轮廓。

种植体肩台在垂直向应恰好位于唇颊侧中部牙槽嵴的根方，以补偿不翻瓣拔牙后可能出现0.5~1.0mm的骨吸收[27]。

目前尚不清楚使用屏障膜是否能减少即刻种植术后牙槽骨的吸收。一些研究表明，与不使用屏障膜的种植体相比，使用不可吸收和可吸收屏障膜的种植体位点的骨吸收更为明显[66]。也有研究认为，在伴颊侧自给性骨缺损的磨牙拔牙窝内即刻植入种植体并结合骨增量手术，其治疗效果不如将种植体植入已愈合的牙槽骨[67]，并会导致种植体缺乏"完全"的骨结合。

另外，引导骨再生（GBR）能够部分限制拔牙后即刻种植的牙槽嵴吸收[14]。即刻种植不结合GBR或结合GBR均能观察到骨改建；然而，接受骨增量手术部位的骨改建量低于未进行骨增量的部位。在种植体颊侧使用DBBM颗粒和胶原膜进行骨增量不能维持骨量[65,68]。即刻种植并不能防止拔牙后牙槽嵴的重建。此外，目前尚无证据支持GBR可有效预防牙槽骨吸收[69]。对于前牙美学区因垂直或水平根折而拔牙的病例，尤其是当1颗或2颗邻牙为冠修复或种植体支持式修复时，可能需要不同的治疗方案；在这些病例中，延期种植可能导致龈乳头区域龈缘退缩，因此应首先考虑不翻瓣即刻种植。在种植体支持式修复中，常见邻间隙龈乳头退缩，虽然有一些软组织管理技术可用于邻间隙龈乳头增量[70]，但是种植体之间须保证至少存在3mm距离[71]（图8.12~图8.18）。

8.2.1.1 即刻种植位点的初期软组织覆盖

用于暴露种植体的第二阶段种植手术可使软组织得到进一步的处理，这与不翻瓣穿龈种植相反。在即刻种植中选择埋入式种植方案进行初期软组织覆盖可能具有更多的优势，尤其适用于术前具有牙龈退缩、牙周组织单薄和美学风险高的情况。覆盖种植体殆面的软组织可在第二阶段手术中移位，从而形成或扩大颊侧角化组织，和/或增加颊侧及邻间隙的组织量[72-75]。然而，应避免行颊侧翻瓣且向冠方复位，这可能会加剧较薄的颊侧骨板吸收，改变膜龈联合的位置，同时缩小角化龈的宽度[34]。即刻种植位点更难获得一期愈合，连续的愈合失败在这些病例中更为常见[49]。由于血供大幅度减少，移植在种植体覆盖螺丝上的游离龈和结缔组织存活率较低；这些封闭新鲜拔牙部位的移植物的成活主要依赖于下方组织的血管化程度，因此治疗结果很难预测[76]；此外，这些移植物通常用于单颗牙病例。腭侧旋转结缔组织瓣技术是一种有价值的治疗方法，能够在不进行颊侧翻瓣的情况下实现一期愈合[72-73,77-83]。腭侧旋转分层瓣（RSPF）（图8.19～图8.28）包含骨膜及结缔组织，可用于覆盖种植体和骨移植材料；但是，该技术敏感性较高[79]，并且只适用于腭侧软组织厚度＞5mm的情况（图8.29～图8.37）。腭侧旋转全厚瓣技术适用于所有类型的腭侧软组织，由带蒂的全厚腭侧瓣组成（图8.38～图8.53）；该技术操作简单，成功率较高（图8.54～图8.68）。

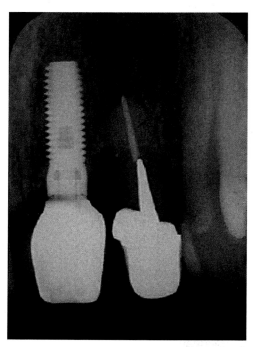

图8.12 术前根尖片显示21区域存在种植体支持式修复体，22的腭侧出现一个裂隙，表明需要拔除。

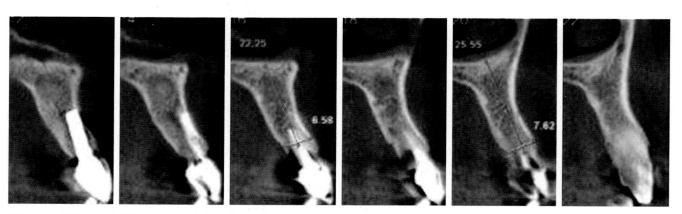

图8.13 术前CBCT连续切片显示22腭侧存在骨缺损，颊侧骨板完整、厚实。

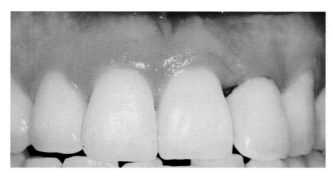

图8.14 术前照片可见21种植体支持式修复体具有良好的牙龈形态，拟拔除的22临床牙冠较短。

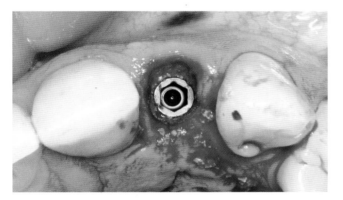

图8.15 拔除22后未翻瓣而即刻将种植体植入近腭侧壁处。

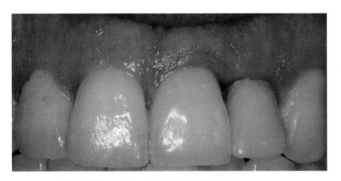

图8.16 种植体植入后立即戴入临时修复体。

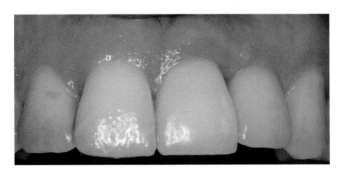

图8.17 观察3个月待软组织稳定后，完成最终的种植体支持式修复。口内照片显示龈缘变化较少，2颗种植体之间的龈乳头形态得到改善（与图8.14相比）。

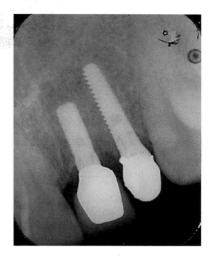

图8.18 术后根尖片显示位于21、22区域的种植体支持式修复体；种植体之间的距离超过3mm，以避免该区域出现垂直骨吸收，维持种植体之间的龈乳头形态。

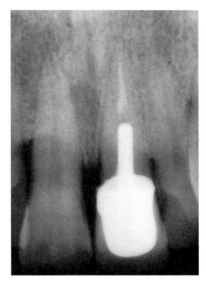

图8.19 术前根尖片显示21桩冠修复，由于发生牙根纵裂而需要拔除。

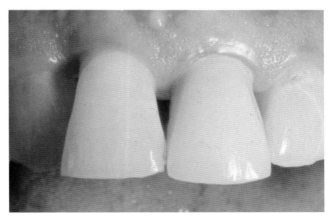

图8.20 术前照片显示牙龈为薄龈生物型，龈缘略微退缩。

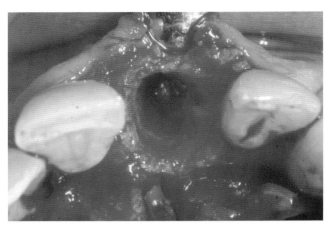

图8.21　拔牙后的牙槽窝形态。轻微翻开颊侧瓣（非治疗目的）以显示颊侧骨壁厚度。

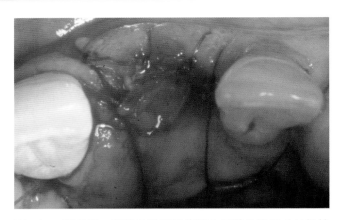

图8.24　𬌗面观。重新放置腭侧旋转分层瓣的浅层（包括结缔组织和上皮），使其部分覆盖腭侧旋转分层瓣的深层。暴露的结缔组织为二期愈合。

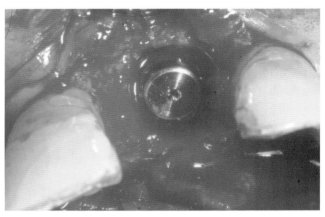

图8.22　种植体靠近腭侧骨壁放置，与颊侧骨板形成空隙。

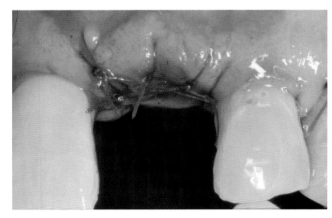

图8.25　颊侧观。未翻开颊侧瓣，也未涉及牙间组织。仅通过腭侧旋转分层瓣来实现软组织一期愈合。

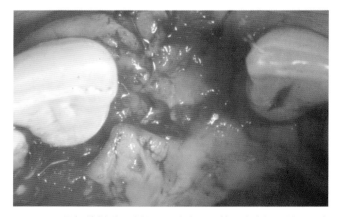

图8.23　腭侧旋转分层瓣深层覆盖种植体和新鲜的牙槽骨移植材料。将腭侧旋转分层瓣的深层（包括结缔组织和骨膜）与颊侧组织缝合。

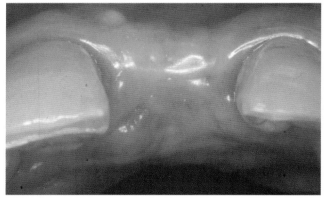

图8.26　𬌗面观。术后4个月，软组织完全覆盖种植位点，颊侧存在凹陷。可在暴露种植体时处理软组织。

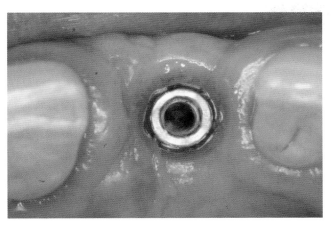

图8.27 殆面观。颊侧凹陷已消失。

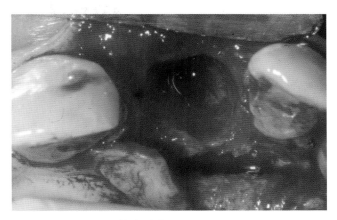

图8.30 拔牙后的牙槽窝形态。

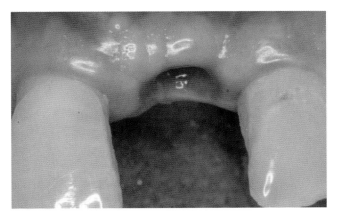

图8.28 颊侧观显示牙龈外形，可为修复体提供恰当的穿龈轮廓。

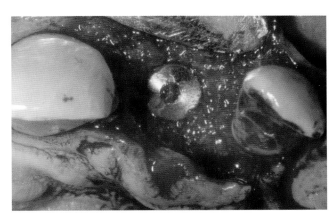

图8.31 植入种植体并放置骨移植材料。

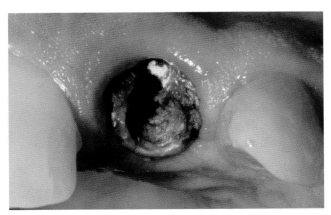

图8.29 21腭侧可见裂缝，符合拔牙指征。

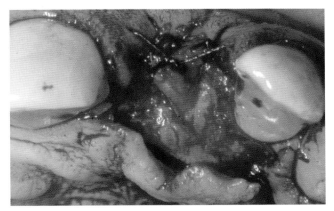

图8.32 通过腭侧旋转分层瓣来实现软组织一期愈合。腭侧旋转分层瓣深层与颊侧组织缝合。

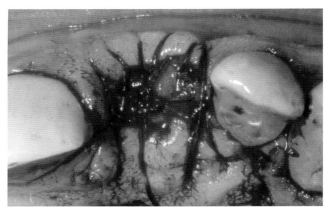

图8.33　腭侧旋转分层瓣的最终缝合，以实现软组织一期愈合。

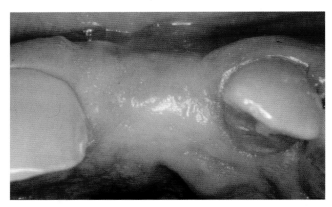

图8.36　𬌗面观可见颊侧轻微凹陷，表明二期种植手术中需进行软组织修整。

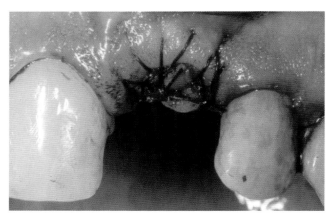

图8.34　颊侧观。未翻开颊侧瓣；软组织最大限度地得以保留并部分增量。

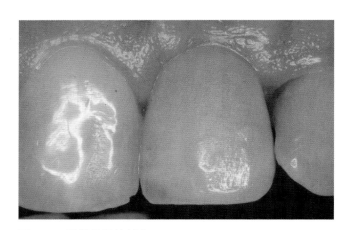

图8.37　最终修复体就位。

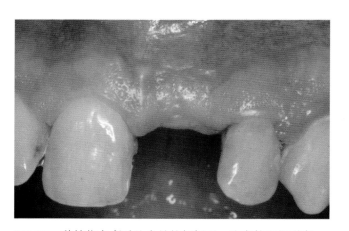

图8.35　种植位点术后几个月的颊侧观。注意软组织形态。

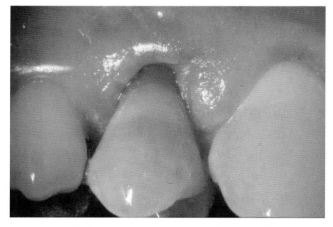

图8.38　14的术前照片。患牙由于颊根折裂而需拔除。牙龈退缩需要分阶段进行治疗。

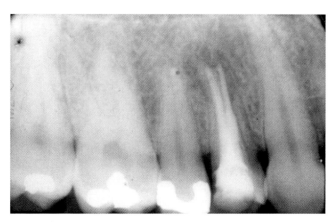

图8.39 术前根尖片显示患牙根尖周透射影，邻牙支持骨完好。

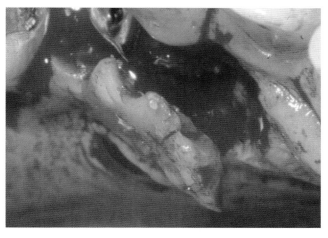

图8.42 种植体植入后，通过带蒂的腭侧旋转全厚瓣实现软组织一期愈合。行斜面切口以避免牙槽骨暴露。

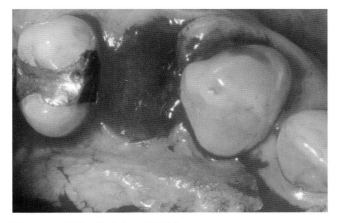

图8.40 拔牙时没有翻开颊侧瓣。

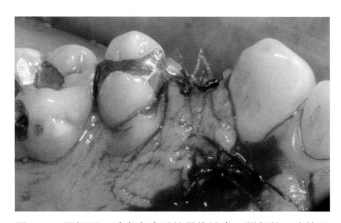

图8.43 腭侧观。手术完成后的最终缝合。腭部的一小块区域被结缔组织覆盖，为二期愈合。

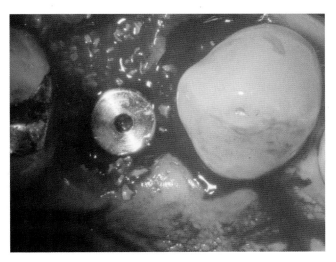

图8.41 种植体植入位置靠近腭侧骨壁，颊侧区域植入不可吸收异种骨。

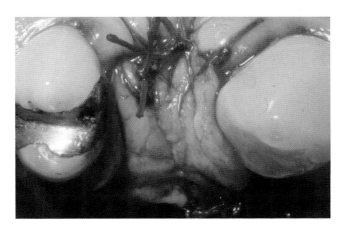

图8.44 术后𬌗面观显示软组织厚度明显增加。

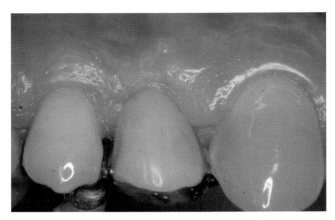

图8.45   临时义齿与邻牙粘接固定。在美学区域，应避免使用活动义齿进行临时修复。

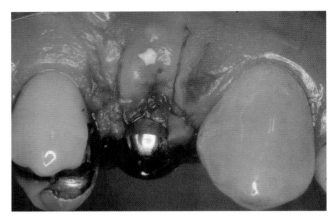

图8.48   制备开口朝向颊侧的U形切口。覆盖种植体的软组织向颊侧移位，然后分成近中和远中两个小瓣，以增加颊侧和邻面区域的软组织量[75]。

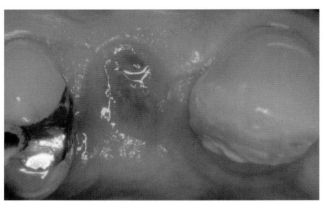

图8.46   二期种植术前去除临时义齿。殆面观显示牙槽嵴颊侧不存在塌陷。

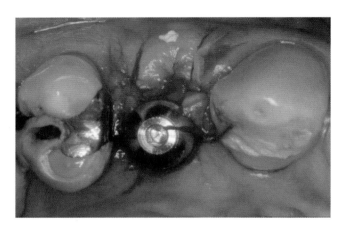

图8.49   完成二期种植手术，暴露种植体之后的殆面观。种植体植入时的软组织一期愈合有利于二期种植手术期间对软组织进行处理，以增加颊侧和邻面区域的软组织量。

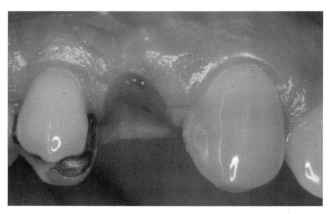

图8.47   种植体暴露时的颊侧观，软组织结构清晰。

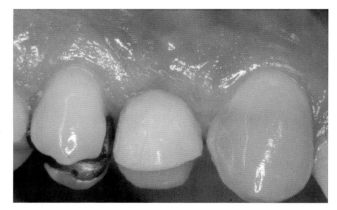

图8.50   软组织初步愈合后，放置临时修复体。临时修复体不仅具有诊断价值，还可以调整软组织形态，为最终修复体的制作提供良好的穿龈轮廓。该病例的软组织过多。

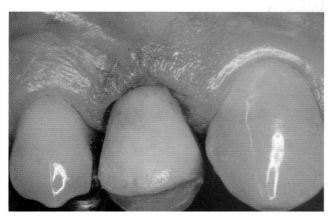

图8.51　修整多余的软组织，重衬临时修复体，以调整软组织形态。正确的种植体位置位于邻牙龈缘的根方3mm处，便于进行软组织切除术。

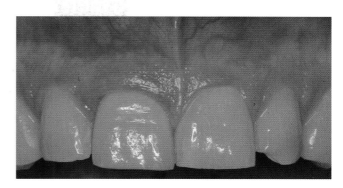

图8.54　上颌前牙的术前照片。11因根折而需拔除。

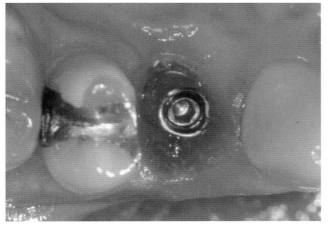

图8.52　为制作最终修复体制取印模前的软组织形态。种植位点的颊侧软组织形态，与邻牙相似。通过临时修复体调整并评估软组织形态，以确保最终修复效果。

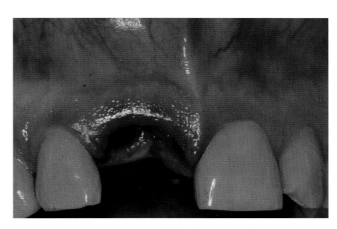

图8.55　不翻瓣拔除患牙，保存颊侧组织与其根方牙槽骨的附着。

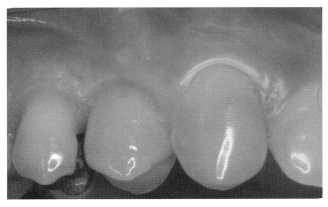

图8.53　完成最终修复。

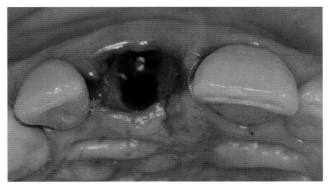

图8.56　在拔牙窝腭侧制备种植体植入通道。

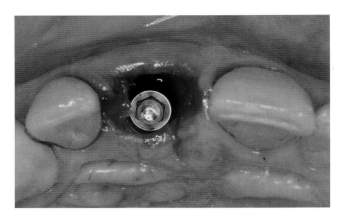

图8.57　种植体已植入。注意颊侧间隙。

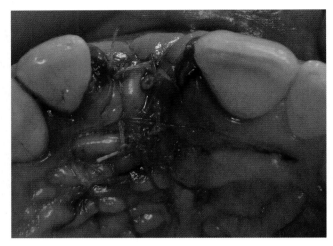

图8.60　术后腭侧观。将腭侧瓣旋转以覆盖种植体和骨移植材料，实现软组织一期愈合。旋转瓣可实现无张力软组织覆盖，一小部分区域的软组织为二期愈合。可见覆盖种植体和移植物的已增量软组织具有一定厚度。

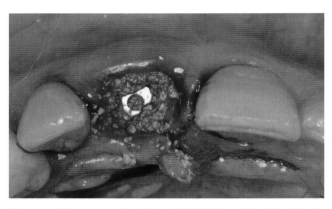

图8.58　使用不可吸收异种骨充填种植体和颊侧骨板之间的空隙。

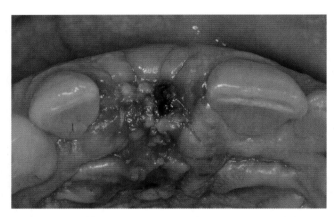

图8.61　种植体植入5天后，种植位点的殆面观。瓣存活，软组织愈合较为明显。

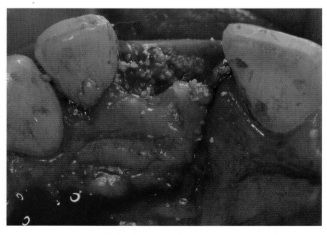

图8.59　制备腭侧带蒂全厚瓣。行斜面切口以避免瓣旋转后导致牙槽骨暴露。

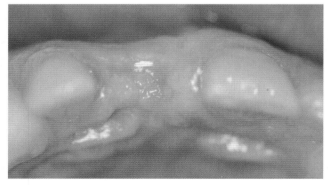

图8.62　种植体植入数月后，种植位点的殆面观。颊侧存在轻微凹陷，可以在二期种植手术期间对软组织进行处理。该区域的初期软组织覆盖已保留。

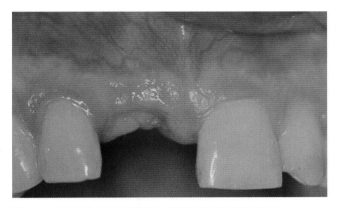

图8.63 种植位点的颊侧观，颊侧软组织外形尚可。

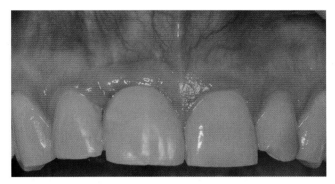

图8.66 将临时修复体安装在种植体基台上。临时修复体既能调整软组织外形，又具有诊断作用。

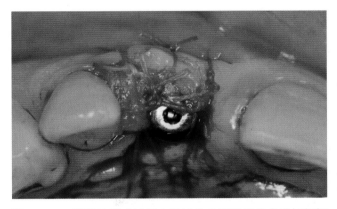

图8.64 二期种植手术过程中通过改良腭侧瓣技术增加颊侧的软组织量。在颊侧软组织下方制备盲袋，将腭侧分层瓣的深层置入盲袋中以增加颊侧软组织量。通过腭侧分层瓣的表层软组织覆盖术区以实现软组织愈合。

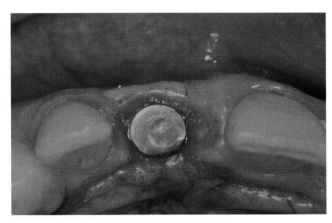

图8.67 为制作最终修复体制取印模前的软组织形态。种植位点颊侧软组织外形，与邻牙相似。临时修复体可调整软组织形态，从而为最终修复提供最佳的穿龈轮廓。

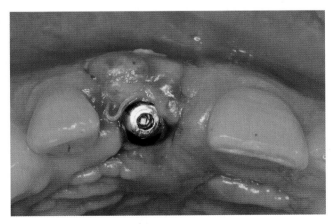

图8.65 二期种植手术完成数天后。颊侧软组织量增加。

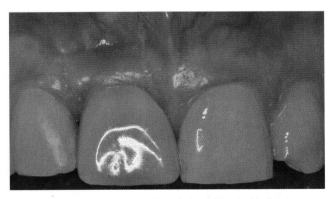

图8.68 最终修复完成，颊侧和邻间隙软组织外形良好。

8.2.2 早期种植

早期种植是指在拔牙数周后进行种植体植入，尤其是在骨缺损部位，该方案具有较多的优点。软组织自发愈合可提供额外的角化黏膜。软组织增厚主要发生于唇颊侧骨壁较为薄弱或受损的位点，其血供增强可提高愈合能力，减少软组织增量的需要，有利于改善翻瓣操作[84]。早期种植有助于控制局部感染，增加软组织面积和体积，提高瓣的适应性[85]。牙槽窝的根尖区域将形成新骨，从而增强种植体的初期稳定性。X线三维影像可显示拔牙后、种植体植入或骨增量手术后种植位点的真实情况，使治疗计划更为精确。早期种植手术过程较为简单，一般先完成拔牙，然后等待数周时间愈合，在种植体植入前或术中可进行软组织和/或硬组织增量[77, 85]。

为了使牙槽嵴保持稳定的垂直高度，颊侧牙槽骨宽度至少为1～2mm。然而，临床上很难满足这种条件，尤其是在上颌骨前部，87%的骨壁宽度<1mm，仅3%的骨壁宽度达到2mm。在后牙区，59%的颊侧骨壁宽度<1mm，9%的骨壁宽度达到2mm。颊侧和腭侧骨壁的平均宽度分别为1mm和1.2mm。在上颌前牙区，颊侧骨壁的平均宽度为0.8mm，而在前磨牙区则为1.1mm[86]。如前所述，颊侧骨壁保持稳定至少需要2mm厚度，但是只有少数病例上颌前部区域可以满足该条件，因此在大多数情况下（尤其是前牙区）需要进行骨增量手术以获得适宜的骨形态。

拔除伴大量周围骨质丧失的牙齿（例如伴牙髓-牙周病变的牙齿）之后，可能需要骨增量手术。骨增量手术的实施通常是基于屏障膜覆盖在缺损部位的骨移植材料表面以隔绝软组织的干扰。骨增量手术的四大要素包括成骨细胞、一期愈合、空间的形成和维持，以及血管生成。研究证实，无论是单独进行GBR手术还是与种植体植入同期进行，屏障膜早期自发性暴露都会对骨增量效果产生明显不利影响[87-88]。屏障膜未暴露位点的水平骨增量比屏障膜暴露位点的多74%，前者种植体周围骨开裂的发生率比后者低27%[89]。当拔牙后立即进行骨增量时，无论是否同期植入种植体，伤口开裂导致的屏障膜早期暴露更为常见[49,78,81]。因此，建议拔牙数周后，待软组织愈合再进行骨增量。

8.2.3 软组织一期愈合

通过软组织关闭获得一期愈合，软组织愈合速度快，可早期增加抗拉强度；然而，拔牙后由于缺少软组织覆盖，通常会发生二期愈合。拔牙后可通过颊侧翻瓣并向冠方复位来实现初期软组织关闭；但是，如前所述，这样会导致膜龈联合向冠方移位，使颊侧剩余牙槽骨暴露，导致瓣的血供减少。在上颌区域，拔牙后可通过腭侧旋转瓣（RPF）在不影响拔牙窝颊侧组织的情况下实现一期愈合，加速软组织愈合并获得角化组织[78,82]。在软组织初步愈合后（通常在拔牙后4～6周），根据骨缺损的范围，在种植体植入前或同期进行骨增量（图8.69～图8.84）。该治疗方案可在骨缺损部位植入种植体的同时进行骨增量，能够在拔牙后短期内获得良好的临床效果[77]。在一项研究中，上颌牙拔除后使用腭侧旋转瓣（RPF）关闭伤口，几周后植入种植体并同期进行骨增量手术，其平均缺损修复率（临床骨充填率）为97%，所有病例均未出现伤口裂开，这表明绝大多数缺损在种植体二期手术中完全愈合[77]。拔牙后即刻种植同期进行骨增量，术后伤口裂开的概率较高，同时骨质愈合程度较低[78]。一项研究评估并比较了上颌即刻、早期和延期种植等不同方式联合胶原膜治疗颊侧骨开裂的效果，结果发现早期种植效果最好，延期种植效果最差，每组结果之间存在统计学差异。该研究还发现，在伤口裂开导致屏障膜暴露的病例中，颊侧骨开裂高度和面积缩小的平均百分率明显低于伤口未裂开的病例[81]。当进行相邻的多颗牙拔除时，也可以采取类似的手术方式（图8.1～图8.5）；当拔牙位点在中线两侧时，应考虑采用双侧腭侧旋转瓣（RPF）（图8.85～图8.116）。

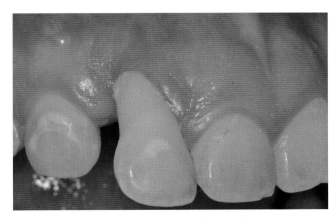

图8.69 12由于牙龈退缩，病理性移位，牙周支持骨大量丧失，活动度增加，严重影响美观。由于没有可靠的治疗方案，所以计划拔牙。

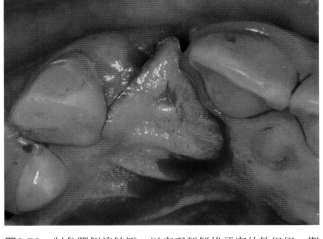

图8.72 制备腭侧旋转瓣，以实现新鲜拔牙窝的软组织一期愈合。行斜面切口以避免瓣旋转后导致牙槽骨暴露。

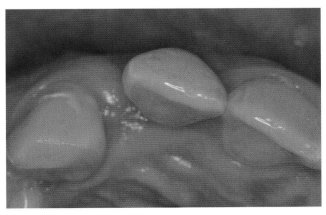

图8.70 殆面观。12病理性移位。

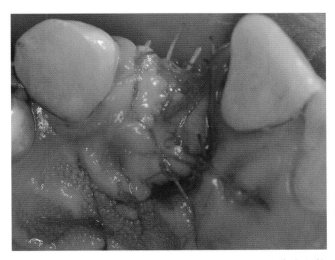

图8.73 腭侧全厚瓣向颊侧旋转后缝合，实现种植位点的软组织一期愈合。一小部分区域为二期愈合。

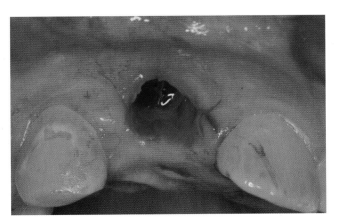

图8.71 拔牙后的牙槽窝。注意颊侧龈缘的根方位置。

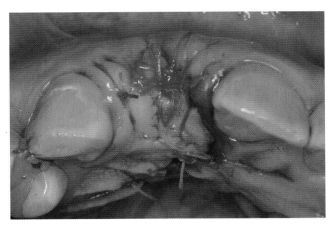

图8.74 殆面观。使用可吸收缝合线进行间断缝合将瓣固定在颊侧组织上。行斜面切口以避免腭侧瓣旋转后导致牙槽骨暴露。

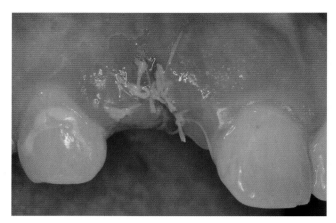

图8.75　拔牙1周后种植位点的初期软组织覆盖。软组织保持活力。

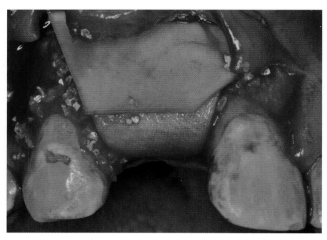

图8.78　使用双层交联胶原屏障膜覆盖骨移植材料。

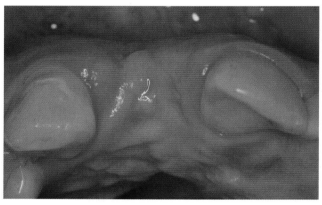

图8.76　拔牙数周后种植位点的软组织。注意软组织愈合良好，颊部缺损明显减轻。

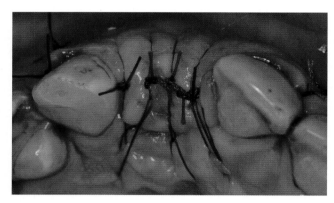

图8.79　颊侧瓣通过骨膜张力切口向冠方移位，并与腭侧组织无张力缝合。

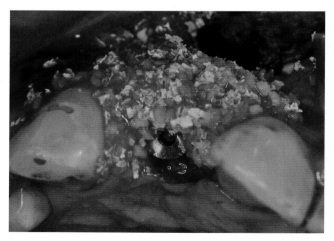

图8.77　种植体植入后，可见垂直和侧方骨缺损。将异体骨与异种骨植入种植体周围的骨缺损中，以进行骨增量，为后期修复提供良好的软组织和硬组织条件。

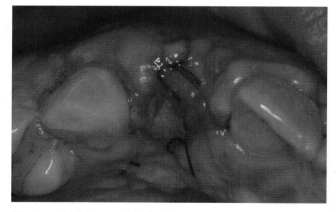

图8.80　术后数天，种植位点软组织为软组织一期愈合，未见屏障膜外露，对愈合无干扰。

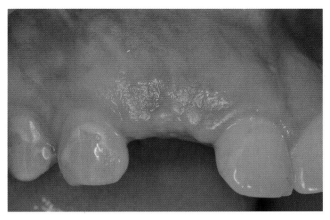

图8.81　观察数月后，垂直骨缺损已完全愈合。

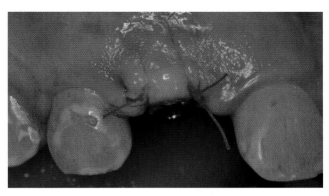

图8.84　二期种植术后缝合。拔牙时发现的垂直骨缺损已完全愈合（与图8.69相比）。

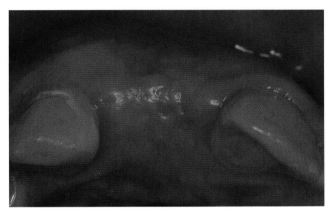

图8.82　种植位点的𬌗面观。一期愈合良好保持，软硬组织条件良好。

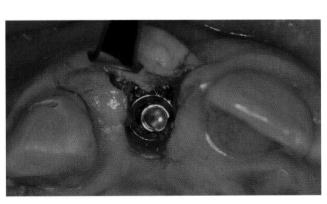

图8.83　通过U形切口暴露种植体。注意软组织厚度和种植体冠方的骨移植材料颗粒。

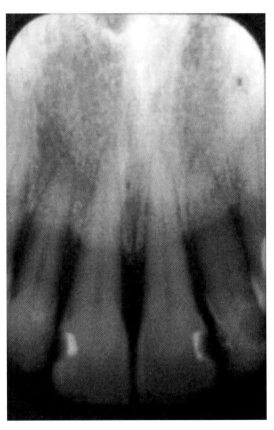

图8.85　根尖片显示上颌切牙周围支持骨大量丧失。临床检查显示患牙牙周炎症较为严重，松动度较大，4颗上颌切牙均需拔除。拔牙后进行种植体支持式修复是最佳治疗方案。

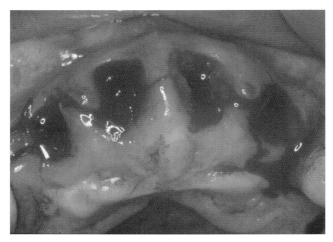

图8.86　拔牙后立即清理拔牙窝。去除拔牙窝冠方的上皮组织。

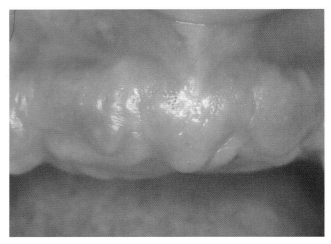

图8.89　术后数周种植位点的颊侧观，软组织为一期愈合。

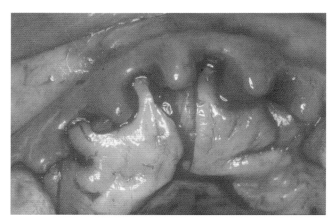

图8.87　制备两个腭侧带蒂全厚瓣，向颊侧旋转。注意瓣蒂部接受远中区域营养。行斜面切口以避免瓣旋转后导致牙槽骨暴露。颊侧未翻瓣。

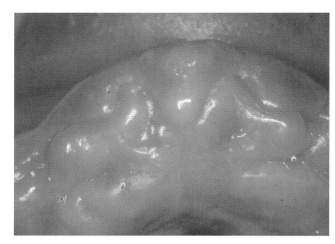

图8.90　术后数周种植位点的𬌗面观。注意手术完成后的软组织轮廓，无软组织脱落。

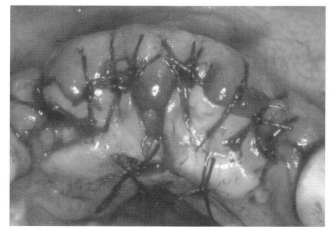

图8.88　通过间断缝合将腭侧瓣固定在颊侧组织上。腭侧某些区域的软组织为二期愈合。

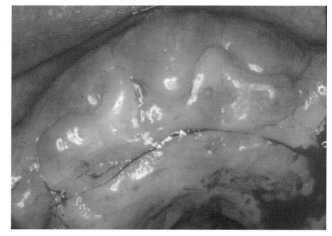

图8.91　为进行种植体植入和骨增量手术，或单独进行骨增量手术，在已旋转的腭部组织上制备切口。

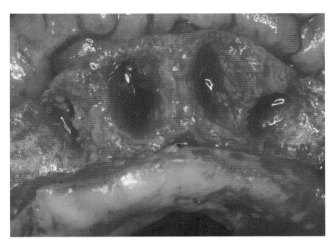

图8.92 翻开颊侧瓣，为种植体植入和骨增量制备进入牙槽嵴的入路。简单的瓣设计和早期软组织愈合可降低术后伤口开裂的风险。

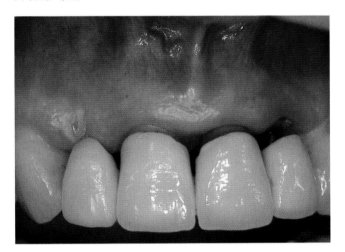

图8.93 上颌前牙由于继发龋、牙齿明显松动和重度牙周病而导致修复失败。

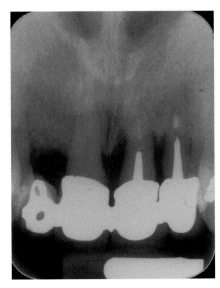

图8.94 根尖片显示21支持骨大量丧失。

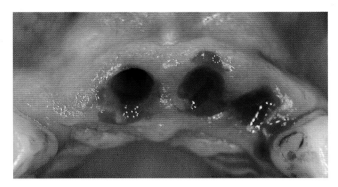

图8.95 拔除3颗前牙后立即清理拔牙窝。没有翻开颊侧瓣。清创取出牙槽窝内的上皮组织。

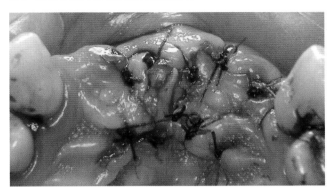

图8.96 通过腭侧带蒂旋转瓣实现软组织一期愈合。结缔组织暴露的小范围区域为二期愈合。

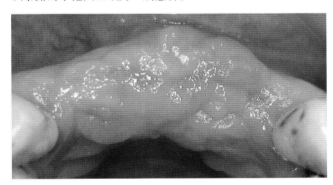

图8.97 拔牙数周后，软组织愈合良好。

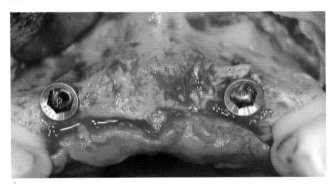

图8.98 用导板在侧切牙的位置共植入2颗种植体。在前牙美学区，为了后期邻间区软组织成形，应尽可能避免植入相邻的种植体。注意右侧种植体颊侧表面大范围暴露。

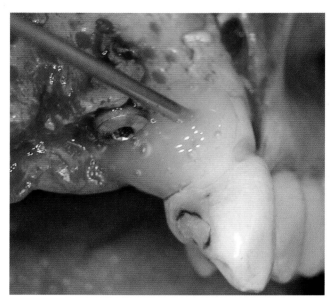

图8.99　将釉基质蛋白衍生物（Emdogain®）应用在与种植体相邻裸露的牙根表面，以促进牙周再生。

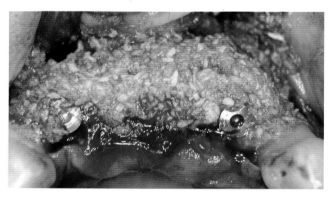

图8.100　将骨移植材料植入种植体和缺牙区牙槽嵴顶的颊侧。

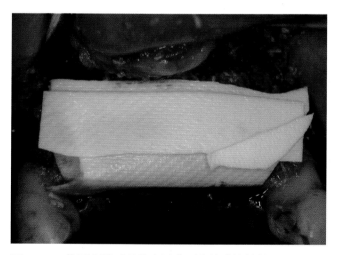

图8.101　使用多层可吸收胶原膜覆盖骨移植材料。

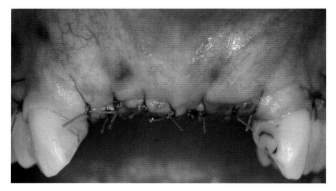

图8.102　颊侧瓣做松弛切口，向冠方复位并缝合，以覆盖骨增量区域并实现软组织一期愈合。

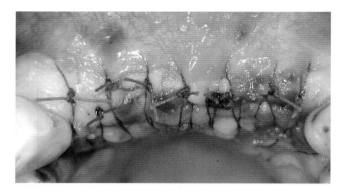

图8.103　𬌗面观。颊侧瓣做松弛切口并向冠方复位，以实现初期软组织无张力关闭。

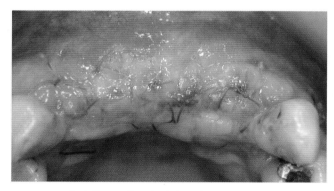

图8.104　术后数天，软组织愈合良好。

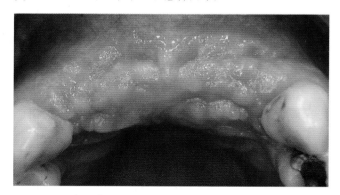

图8.105　术后数月随访，屏障膜未暴露，有助于提高骨增量手术的成功率。

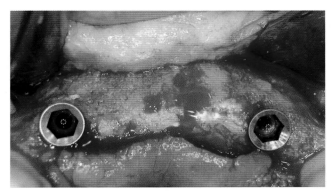

图8.106 颊侧骨量明显增加。颊侧牙槽嵴厚度超过2mm，可获得长期稳定的效果（与图8.98相比）。

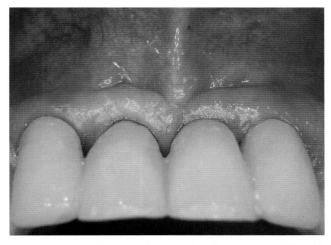

图8.109 在种植基台上放置临时义齿。通过临时修复体（使用卵圆形桥体）对种植位点的牙槽嵴和软组织施加压力，从而进行软组织成形。每2周进行一次以上操作，直到获得理想的软组织形态。

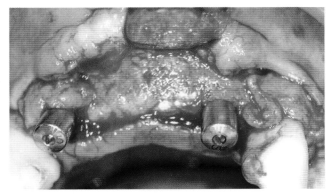

图8.107 为了进一步提高软组织质量，在种植体颊侧进行软组织移植。

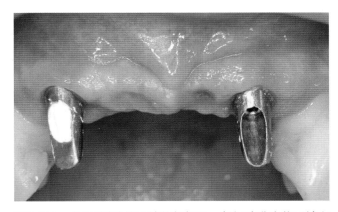

图8.110 术后2周种植区域的颊侧观。邻间隙乳头状区域和"扇贝形"牙龈外观已初步形成。

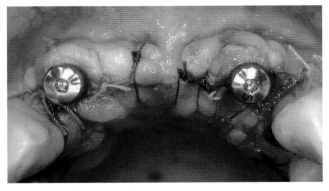

图8.108 完成二期种植手术后缝合。

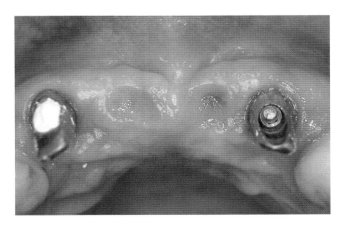

图8.111 术后2周种植区域的𬌗面观。可见软组织表面的卵圆形凹痕。可通过临时修复体再次进行软组织成形，以进一步改善软组织形态。

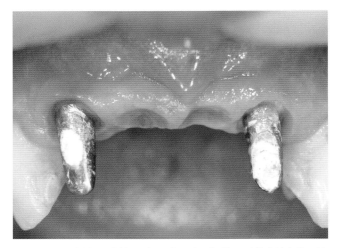

图8.112　种植区域第二次"软组织成形"后的颊侧观。注意龈乳头体积增大。

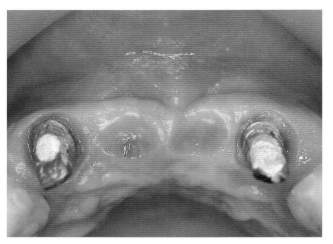

图8.113　种植区域第二次"软组织成形"后的殆面观。牙槽嵴和邻间隙软组织外形进一步改善。

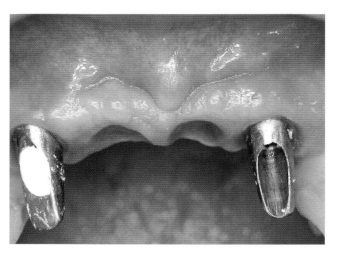

图8.114　种植区域第三次"软组织成形"后的颊侧观。龈乳头和牙龈"扇贝形"外观更明显。

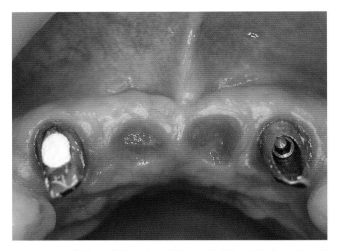

图8.115　种植区域第三次"软组织成形"后的殆面观。牙槽嵴和邻间隙软组织外形进一步改善，软组织形态较为理想，可准备进行最终修复。

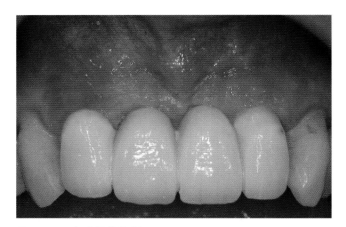

图8.116　完成最终修复。

8.2.4　牙槽嵴保存

拔牙会导致牙槽嵴发生严重的水平和垂直吸收，作为骨重建的一部分，水平吸收的幅度较垂直吸收更加明显。牙槽嵴保存术的目的是保存拔牙时的牙槽嵴体积，防止牙槽嵴萎缩，以便于种植体植入；同时进行牙槽嵴骨增量手术以增加牙槽嵴体积，使其超过拔牙时的体积[90]。与牙槽嵴保存术不同，牙槽嵴骨增量手术通常使用屏障膜覆盖骨移植生物材料，通过翻瓣实现软组织一期愈合。如前所述，GBR术后早期屏障膜暴露会显著降低骨增量效果[87-88]。屏障膜未暴露的位点与暴露的位点相比，牙槽嵴骨增量手术后水平骨量增加了74%，种植体周围骨开裂减少了27%[89]。在拔牙后立即进行骨增量手术，则因伤口开裂而导致的屏障膜暴露更为常见[49,78,81]；因此，这种类型的手术最好避免在拔牙后立即进行，建议在软组织愈合数周后进行。

将生物材料植入拔牙窝后可能需要观察数月后才能进行种植手术。观察时间可能需要根据所使用移植物的类型来确定。

在牙槽窝行牙槽嵴保存术后相比于未做处理的、自发愈合，可以减少拔牙后垂直骨量的变化，但是由于受到一些尚未完全清楚的局部和全身因素的影响，该技术对于水平骨量的保存效果并不稳定。不同类型的牙槽嵴保存术在骨量保存、骨形成、角化组织外形，以及术后并发症等方面并无明显差异[91-92]。

目前，难以预测在哪些情况下，牙槽嵴保存术可维持足够骨量，使种植体植入理想的修复位置，而不需要进一步的骨增量手术[93]。

尽管牙槽嵴保存术减少了种植体植入对牙槽嵴骨增量的需求，但在改善种植治疗结果方面，目前支持牙槽嵴保存术优于牙槽窝自发愈合的证据有限。牙槽嵴保存术与牙槽窝自发愈合在种植体植入可行性、存活/成功率和边缘骨丧失等方面具有相似结果。目前，尚不清楚哪种类型的牙槽嵴保存术效果更佳[19,94]。

目前，仅有少量证据支持牙槽嵴保存术的临床效果，即减少种植体植入同期进行骨增量的必要性。目前尚无研究比较牙槽嵴保存术后种植体植入与未行牙槽嵴保存术的种植体植入的存活率或成功率。也无研究探讨牙槽嵴保存术的成本效益比、患者满意度或生活质量。牙槽嵴保存术的适应证也不明确。存在完整牙槽窝骨壁和软组织一期愈合的种植位点，行牙槽嵴保存术的效果通常较好[95]。

组织学研究证实，牙槽嵴保存术后种植位点会残留大量的骨移植材料，这可能是随访时牙槽骨量存在差异的原因[96]。将生物材料放入新鲜的牙槽窝内会因传导性削弱细胞繁殖。大多数生物材料不具有骨诱导性，但具有骨传导性，重新充填缺损的细胞来源决定该特定区域所形成的组织类型。在颊侧骨壁缺损的情况下（例如大量丧失支持骨的牙齿），拔牙后，充填到缺损冠方区域的细胞主要来自牙龈结缔组织。因此，在该区域主要形成结缔组织，而不是骨组织（图8.117～图8.120）。不可吸收的生物材料与大多数异种移植物一样，将会引起形成和参与骨结合的骨量减少。多数研究证实，很多骨移植位点的组织学样本均发现移植材料残留物。如果移植材料吸收过快，可能增加牙槽窝部位垂直和/或水平方向的萎缩；如果移植材料吸收过慢，骨形成量可能会减少[97]。虽然一些骨替代物可以在一定程度上减缓拔牙后牙槽嵴的吸收程度，但是骨移植材料残留物会干扰正常的愈合过程。因此，拔牙窝内的新生组织可能不具备支持种植体的理想生物学特性[95]。牙槽嵴保存术似乎不能促进新生硬组织形成。由于不同研究中所应用的移植材料、技术、缺损形态和愈合时间存在广泛差异并且样本量相对较少，无法进行关于牙槽嵴保存术的荟萃分析或比较评估，因此目前尚无高质量证据证明某一种材料或技术优于另外一种[95]。牙槽嵴保存术后，骨的质量可能不适宜支持种植体（图8.117～图8.120）。一项人的组织形态计量学研究中使用无机牛骨（无屏障膜）进行牙槽嵴保存，术后9个月进行活检发现，冠方区域的组织主要由结缔组织（52.4%）和异种移植物颗粒组成，骨组织最少（15.9%）[98]。也有研究证实，移植自体骨的拔牙窝具有与未移植自体骨的拔牙窝相似的愈合模式[99]；术后3个月，前者与后者均被相似数量的矿化骨（主要为编织骨）和骨髓充填，表明自体移植物不能促进牙槽窝愈合或刺激拔牙窝中硬组织的形成。相比于移植自体骨的拔牙窝，移植无机牛骨联合应用胶原膜的拔牙窝表现出延迟愈合的特点。因此，当使用异种移植物进行牙槽嵴保存时，愈合后的种植位点中矿化骨质较少，骨髓占比较小，残余的临时结缔组织数量较多[99]。然而，除了单独应用胶原膜无效之外，不同移植材料之间的临床效果没有显著差异[90]。

软组织一期愈合可能临床效果更佳[90]。尽管尚无基于比较研究的科学证据，但软组织一期愈合可能具有一些优点。正如在即刻种植过程中有关软组织管理章节中所讨论的，目前已有数种实现软组织一期愈合的治疗方法。应避免颊侧翻瓣，以防止颊侧薄壁骨板吸收、膜龈联合位置的改变以及角化组织宽度的减少。由于血供大量减少，游离龈和结缔组织移植物覆盖在非滋养性移植物上的存活率较低；这些移植物封闭新鲜拔牙窝主要依赖于下方组织血管化，但结果难以预测[76]。前面提到的旋转全厚腭瓣和分层腭瓣提供了一种有价值的治疗选择，可以在不翻颊侧瓣的情况下实现软组织一期愈合。

在拔除伴严重骨丧失的上颌前牙后，为行牙支持式的局部固定义齿修复需保留牙槽嵴，可应用不可吸收的移植物材料和带蒂的旋转分层腭瓣进行手术，该过程结果可预测，术后牙槽嵴变形极小[83]。在种植体植入前或植入过程中，将分层腭瓣带蒂的深层部分旋转以覆盖移植的牙槽骨，可获得初期关闭效果[72-73]。

对于伴严重骨丧失的病例，在拔牙后愈合6~8周后，行牙槽嵴增量治疗之前，进行软组织保存或增量治疗，无论是否同期植入种植体，似乎都是首选的治疗方法[100]。

在上颌骨区，使用旋转腭瓣实现软组织一期愈合，可以增强软组织愈合，而不需要在拔牙时进行植骨[82]。几周后，在植入或不植入种植体的情况下进行骨增量时，瓣的处理更加容易（图8.93~图8.116）。

总而言之，大多数评估牙槽嵴保存术的系统综述和荟萃分析都发现其在临床和组织学上是不可预测的（图8.117~图8.120）。因此，牙槽嵴保存术不太适用于种植体植入必须推迟很长一段时间的情况，并需通过传统的、牙支持式的修复体进行治疗（图8.121~图8.126），且减少通过侧壁开窗提升上颌窦底的需要[101]（图8.127~图8.139）。

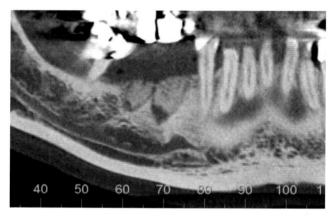

图8.117　右侧下颌后牙区域的CT影像。该病例在拔除46后，使用无机牛骨（无屏障膜）进行牙槽嵴保存。注意骨移植材料与牙槽骨之间存在清晰的界限（一个围绕着不透射根状区域的透射区）。

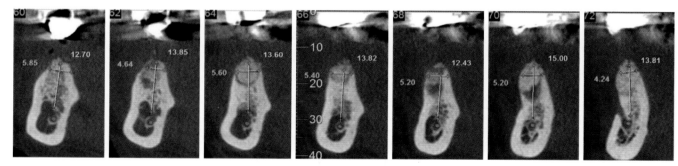

图8.118　CT矢状位连续切片清晰地显示骨移植材料未与周围的牙槽骨整合，两者之间存在X线透射区。

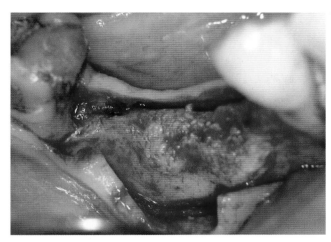

图8.119　拔牙后7个月行种植手术，翻瓣可见骨移植材料已充填牙槽窝。然而，骨移植材料颗粒位于结缔组织内，呈"湿沙"状，表现出延迟愈合的特点，骨质形成很少[99]。

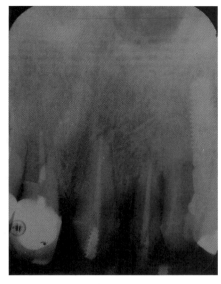

图8.122　根尖片显示22剩余的支持骨极少。

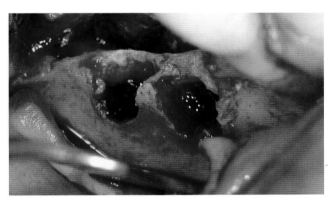

图8.120　由于软组织包裹的异种移植物会抑制骨愈合，因此使用手工器械从牙槽窝中去除这些软质材料。

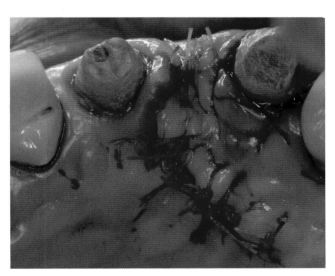

图8.123　在拔牙和牙槽清创术后，用旋转腭瓣初期关闭该区域。可见腭部的斜面切口。殆面软组织厚度明显增加。

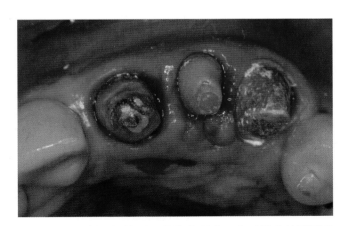

图8.121　上颌左侧前牙区的临床照片。由于严重的牙周破坏和松动度增加，需要拔除22。牙支持式的局部固定义齿被计划作为后期修复的方式。

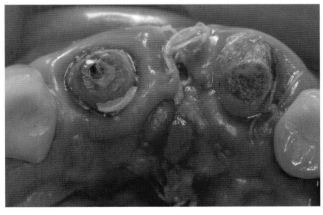

图8.124　愈合几天后的殆面观。可见旋转软组织的完整性，达到一期愈合。

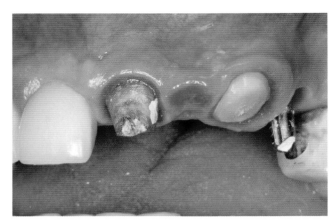

图8.125 愈合几周后的颊侧观，可见保留了旋转腭瓣手术所获得的牙槽顶嵴形态。

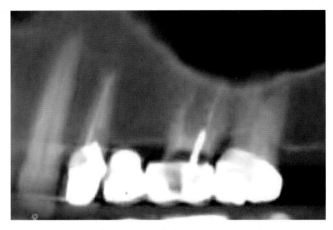

图8.127 全景X线片显示26伴大面积龋损。根尖靠近甚至超出上颌窦底。符合拔除指征。

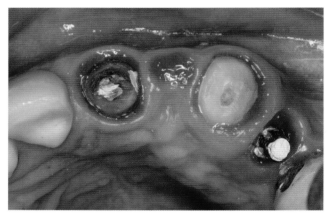

图8.126 愈合几周后的𬌗面观，可见保留了旋转腭瓣手术所获得的牙槽嵴顶形态。通过先前在图8.109～图8.116中提及的卵圆形桥体技术已经实现了桥体基底轮廓。

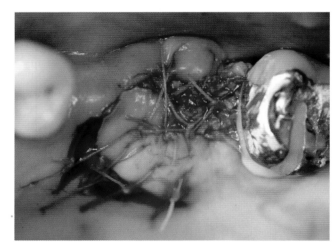

图8.129 拔除牙齿，牙槽窝充填同种异体矿化骨移植材料，最低限度提升上颌窦施奈德膜。图为借助旋转腭瓣实现软组织一期愈合。

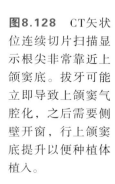

图8.128 CT矢状位连续切片扫描显示根尖非常靠近上颌窦底。拔牙可能立即导致上颌窦气腔化，之后需要侧壁开窗，行上颌窦底提升以便种植体植入。

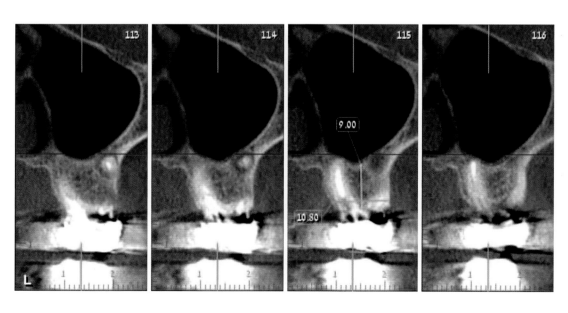

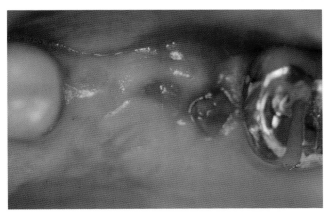

图8.130　愈合2周后𬌗面观显示软组织完全覆盖。

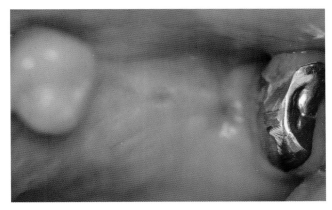

图8.132　愈合3个月的临床照片。可见软组织愈合良好。

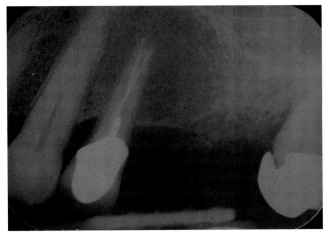

图8.131　根尖片显示空虚牙槽窝和邻近上颌窦底顶部充满了同种异体骨。

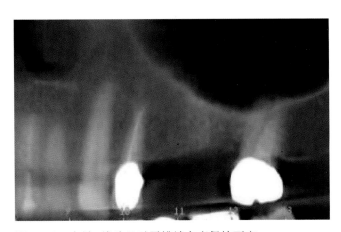

图8.133　全景X线片显示牙槽嵴高度保持不变。

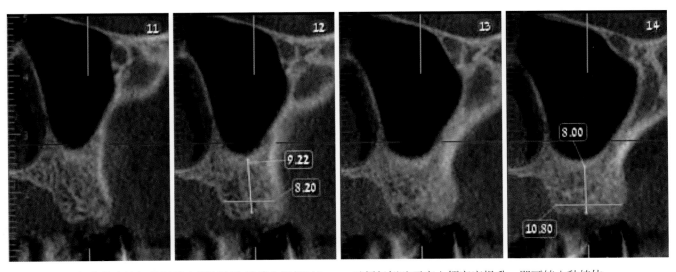

图8.134　CT矢状位连续切片显示上颌窦底和骨嵴之间超过8mm。无须行侧壁开窗上颌窦底提升，即可植入种植体。

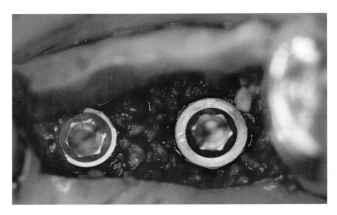

图8.135 25、26位点种植体。在磨牙位点行上颌窦提升术。可见骨移植颗粒。

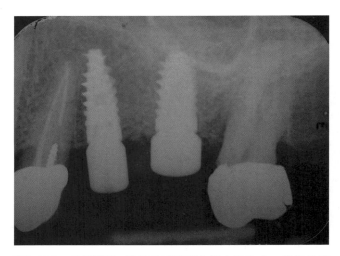

图8.136 术后即刻X线片显示采用上颌内提升术，将施奈德膜向磨牙根方提升，使种植体与窦底下方的骨移植材料同时就位。

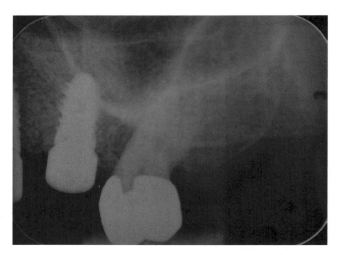

图8.137 术后即刻X线片显示远中种植体与窦底下方用于提升上颌窦的骨移植材料同时就位。

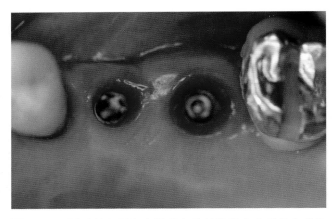

图8.138 同时行上颌窦底提升和种植体植入术后几个月的照片。可见两个种植位点都有可接受的颊侧凸面轮廓和角化附着黏膜。

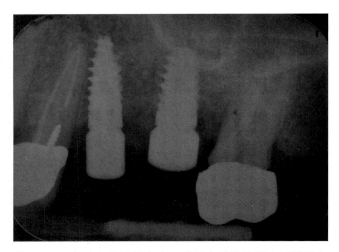

图8.139 术后几个月根尖片显示远中种植体根尖区域的上颌窦底明显提升。

8.2.5　牙槽嵴增量

　　严重的牙槽骨萎缩可能会妨碍种植体植入。有不同的牙槽骨增量法推荐在种植前或种植过程中使用以增加骨体积[102-103]。引导骨再生（GBR）是一种公认有效的增加牙槽骨体积以适合种植体植入的外科手术方法[102,104]。GBR的原则是通过可吸收或不可吸收的屏障膜覆盖（不包括上皮和结缔组织），在一段时间内创建和维持一个分隔的空间，以容纳骨移植材料和骨祖细胞在该区域内的增殖分化[105-108]。细胞封闭和空间供应是牙槽骨再生的关键因素[109]。联合GBR植入的种植体存活率与植入天然骨骼中的种植体相似[110-111]。

利用不可吸收的屏障膜、颗粒骨[88,112-117]和钛网[118-119]移植来治疗大面积的垂直及水平牙槽嵴缺损已被广泛报道；可吸收胶原膜也显示出同等的效果，甚至在大面积缺损的牙槽骨增量中也如此[87-88,112,113,120-123]。可吸收膜和不可吸收膜在垂直方向的牙槽嵴增量上没有显著差异[124]。一项关于胶原膜和颗粒移植材料在牙槽骨重建中引导骨再生的荟萃分析表明，用可吸收胶原膜覆盖颗粒移植材料是一种有效的技术手段[125]。牙槽骨缺损约90%时，使用可吸收膜和不可吸收膜无统计学差异。虽然这两种治疗方式在骨再生方面都有临床效果，在6个月时骨水平厚度和垂直增量相似，但从观察基线到随访，使用不可吸收膜增量的骨水平厚度丧失明显较少[126]。使用不可吸收的膨体聚四氟乙烯（ePTFE）膜和可吸收的胶原膜，都可以实现完全的缺损充填[127]。

主要成分是聚四氟乙烯的不可吸收膜需要行二期手术取出。因此，可吸收生物膜[87-88,120,128]已成为骨再生手术的适宜选择（图8.140～图8.167）。自发

性屏障膜暴露会导致新骨形成显著减少[88,129]，该现象在骨增量手术中较为常见[88,112-113]。不可吸收膜早期暴露于口腔环境后会被污染[129]，需要早期将其完全取出[88]。可吸收膜暴露后会分解，在暴露部位失去屏障功能；但剩余部分的膜仍在组织内起作用[128,130-131]。只要在整个时间范围内保持细胞分隔并维持空间，就可能实现再生。根据骨缺损的大小，时间范围为3～12个月[132-133]（图8.168～图8.175）。

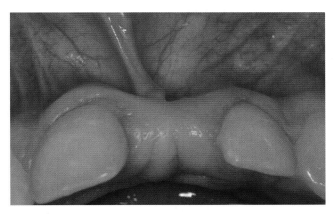

图8.140 术前照片，靠近牙槽嵴顶部可见粗大的唇系带附着，缺失的21计划采用种植体支持式修复。在骨增量手术之前进行系带修整术。

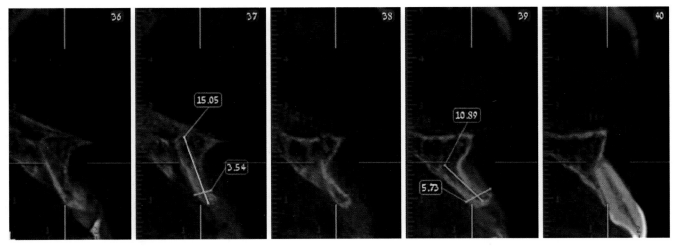

图8.141 CT矢状位连续切片显示较大的水平骨缺损，需要在种植体植入前进行骨增量手术。

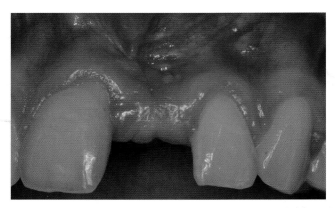

图8.142 上颌切牙区照片显示缺牙区两侧邻牙牙颈部牙龈退缩，11更明显。水平骨缺损明显。

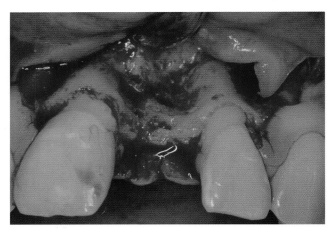

图8.145 颊侧观显示骨髓腔内制备滋养孔促进骨移植材料整合。

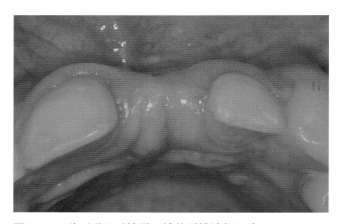

图8.143 𬌗面观显示缺牙区域的牙槽嵴部凹陷。

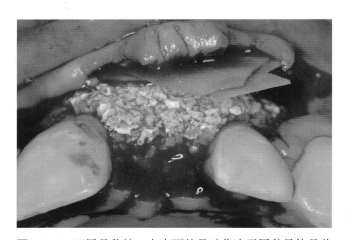

图8.146 双层骨移植，在表面的是矿化冻干同种异体骨移植材料，而异种移植物放置在深层。双层的交联胶原屏障膜覆盖骨移植材料。

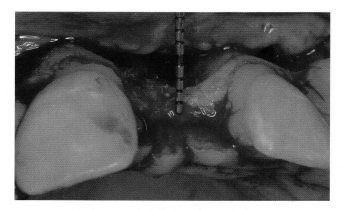

图8.144 缺牙区明显存在较大的水平骨缺损。牙周探针显示剩余牙槽嵴的水平厚度约2mm。

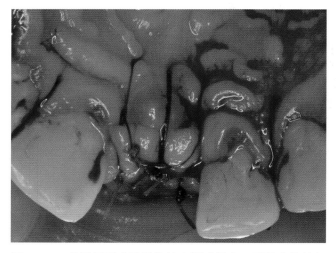

图8.147 骨增量手术后最终的内褥式缝合，无张力的软组织一期愈合必不可少，并通过适当的翻瓣实现。

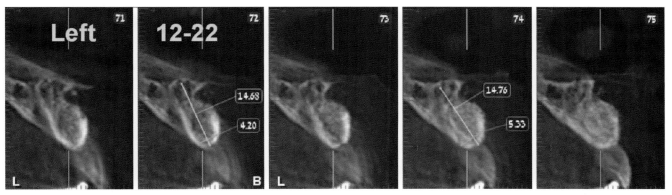

图8.148 CT矢状位连续切片显示骨增量手术后足够的骨愈合，与术前相比更适合种植体植入（与图8.141相比）。

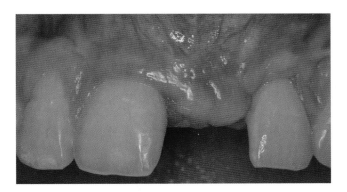

图8.149 颊侧观。注意邻牙牙根的覆盖，以及足够的牙槽嵴尺寸。缺牙区角化附着龈相对较窄。

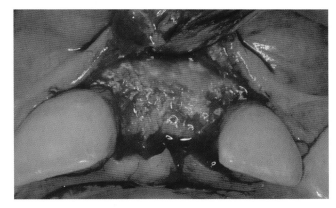

图8.151 翻瓣后牙槽嵴增量明显（与图8.144相比）。

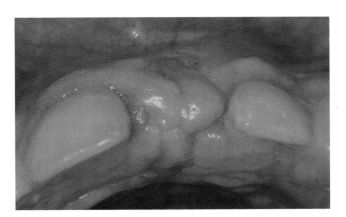

图8.150 𬌗面观显示牙槽嵴宽度显著增加，然而与邻牙相比，牙槽嵴部分有明显的小凹陷。

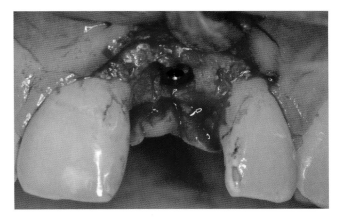

图8.152 颊侧观显示覆盖螺丝植入就位。种植体平台位于连接邻牙龈边缘的水平线的根方3mm。

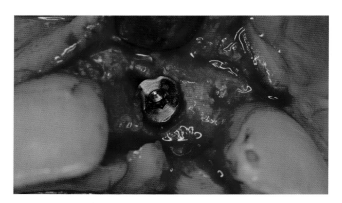

图8.153　秴面观显示种植体就位。颊侧骨壁厚度超过2mm。

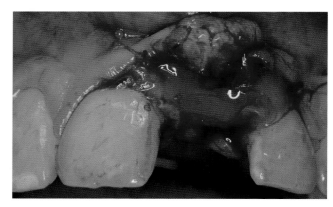

图8.156　釉基质蛋白衍生物（Emdogain®）应用于结缔组织移植物上以增强牙龈成纤维细胞的活力和软组织愈合。

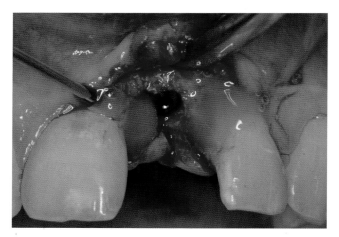

图8.154　釉基质蛋白衍生物（Emdogain®）应用到邻近种植体裸露的牙根表面。

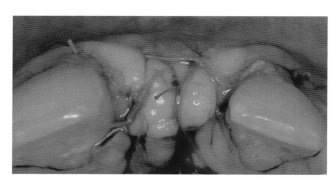

图8.157　完成种植体植入和软组织移植手术后的最终缝合。结缔组织移植物暴露在邻牙龈缘处。

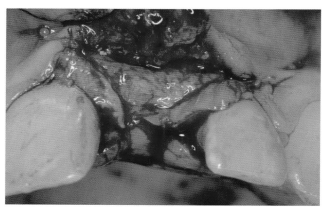

图8.155　秴面观显示从腭部取出的结缔组织缝合到位。该手术目的是增强软组织轮廓并进一步覆盖裸露的牙根表面。

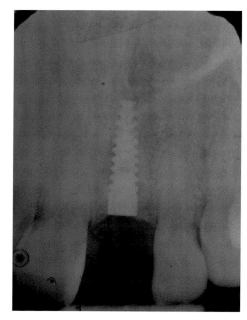

图8.158　植入种植体后立即拍摄的根尖片。

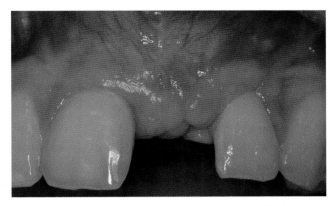

图8.159 二期种植手术开始前的颊侧观。与术前情况以及种植体植入和软组织移植之前相比（与图8.142和图8.149相比），可见完全的牙根覆盖和增宽的角化黏膜带。

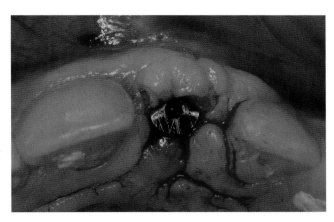

图8.162 愈合基台就位的𬌗面观。注意和种植体暴露之前的差异（与图8.160相比）。

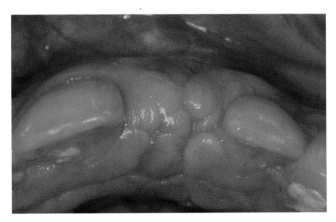

图8.160 𬌗面观显示牙槽嵴具有良好的颊部软组织轮廓。

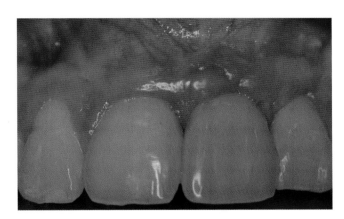

图8.163 在准备最终修复之前，用于软组织成形和诊断的临时修复。

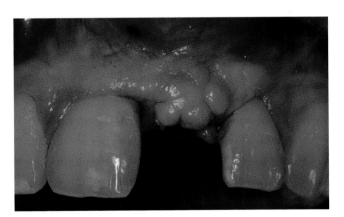

图8.161 行最小切口暴露种植体，并将软组织向颊侧推开。插入愈合基台，可见明显适宜的软组织形态。

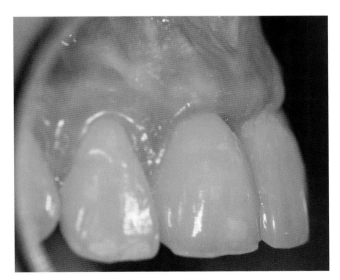

图8.164 通过临时修复评估颊部软组织轮廓和形态良好。

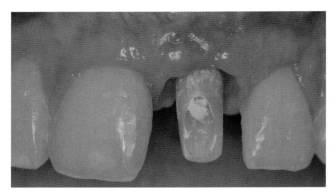

图8.165　无临时修复体的颊侧观。已通过临时修复获得软组织轮廓。

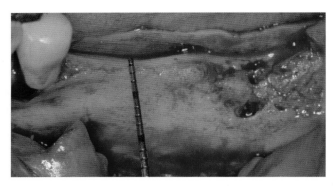

图8.168　牙周探针测量牙槽嵴厚度＜2mm，不能植入种植体。

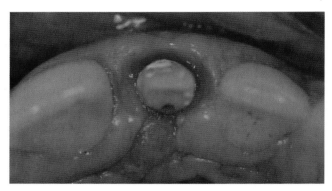

图8.166　未行修复的种植体植入区域殆面观。注意通过临时修复获得了适宜的软组织形态。

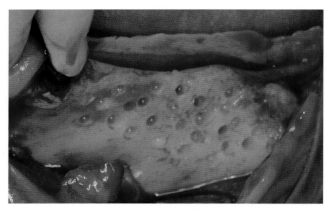

图8.169　制备骨髓腔内滋养孔以增强移植物血管化。

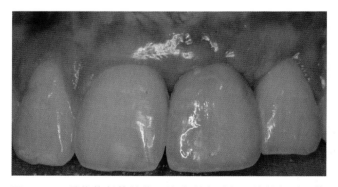

图8.167　最终修复体就位。注意所有牙龈退缩的邻牙经修整后获得均匀的龈缘。

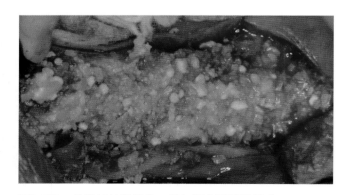

图8.170　骨移植材料就位，增加侧方牙槽嵴尺寸。

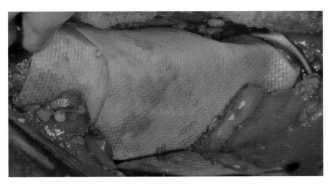

图8.171 双层的交联胶原屏障膜覆盖骨移植材料。由于进行了颊舌侧骨增量，膜以"马鞍"状完全覆盖在牙槽嵴上。

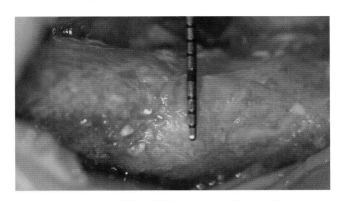

图8.174 牙周探针测量牙槽嵴厚度（与图8.168相比）大大增加。

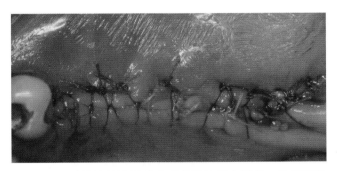

图8.172 牙槽嵴骨增量手术后的最终缝合照片。注意龈缘外翻，以实现颊舌侧瓣结缔组织层之间的接触，避免其内陷而导致上皮塌陷。

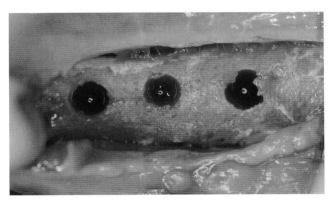

图8.175 𬌗面观显示4mm直径的种植体预备后牙槽嵴情况。注意新形成牙槽嵴的外观和质量。

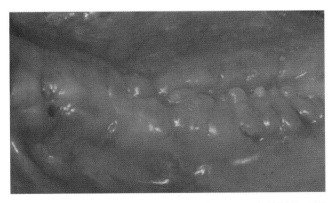

图8.173 愈合3周后该区域的外观。保留了整个骨增量区域的完整软组织覆盖。

使用屏障膜进行骨增量手术成功的主要因素是避免早期屏障膜自发性暴露[81-88,134-135]。此现象的发生率差异很大，为15%~50%，具体取决于膜的种类和缺损类型[87-88,116,136]。如前所述，应尽量避免拔牙后立即进行骨增量手术，特别是在处理较大缺损时，伤口开裂的风险会显著增加，导致骨形成减少。建议采用骨增量手术前先待软组织愈合的替代治疗方法。可吸收屏障膜的选择性双层应用技术——深层完全覆盖骨移植材料和下方的骨组织，而浅层则主要覆盖缺损区域，常用于𬌗面的垂直缺损和颊侧的侧方缺损（图8.176~图8.184）。该方法的合理性在于：在小面积伤口开裂和膜暴露的情况下，表层膜吸收后软组织愈合并覆盖深层[130]。此外，与单层技术相比，使用双层膜会增加隔离层胶原面积和厚度[137]。胶原膜可以减少骨移植材料的吸收；证据表明在实验性骨增量手术中双层技术比单层技术更有效[138]。在愈合不受干扰的情况下，通常可以发现膜的残留物（图8.185~图8.195）；但并不总是出现在膜自发性暴露的位置[130]。种植不久后膜就开始降解[139]。膜应适合于每个病例的临床需求，降解速率高的屏障膜可能较预期效果差[140]。胶原膜覆盖并维持骨移植材料体积的作用效果取决于愈合过程中膜的完整性和稳定性[141]。虽然缓慢吸收的胶原蛋白屏障膜在骨缺损愈合中的优势尚不完全清楚，并且没有明确的界限[142]，但建议每1mm的骨再生需要1个月的屏障功能时间；因此，小的开裂和开窗缺损需要2~3个月的屏障作用时间；而较大的缺损可能需要更长的屏障作用时间[143]。对于外科手术造成的小缺损进行膜覆盖后，骨-种植体接触面积和骨充填量会随时间增加。然而，即使在种植体植入10~12周后膜的暴露，仍与牙槽骨丧失有关[135]。交联程度较高的胶原膜具有长期稳定性[140,144]。一项在大鼠中开展的免疫组化研究显示，天然和交联胶原屏障膜的血管生成模式可以促进较大缺损的愈合[145-146]，因此可为需要延长膜屏障功能的大型非自给性骨缺损的治疗提供优势[131]（图8.185~图8.195）。缓慢吸收的胶原膜有促进垂直向牙槽嵴增量的潜力[122]。但是，在临床试验中，使用某些交联膜后发现组织愈合和血管形成减少[144,147]，膜自发暴露的发生率增加[88]。对于较大范围的牙槽嵴垂直和/或水平缺损，使用交联胶原屏障膜治疗可获得较好的临床效果（图8.185~图8.195）。对于缺损较大的病例，需要分阶段进行手术，一般在植入种植体之前几个月进行骨增量手术，如果有必要，可以在种植体植入同期再次进行骨增量手术。尽管在种植体植入同期进行骨增强手术和分阶段手术最终表现出类似的骨结合水平，但与联用以上方法相比，分阶段手术方法能促进新骨形成，移植物周围的骨传导性更高，骨吸收更少，种植体稳定性更好，最终垂直骨缺损更小[148-149]。在种植体植入同期进行垂直骨增量手术（图8.176~图8.184），骨增长高度接近或直接接触膜；不过，这种新骨通常不会与种植体直接接触，两者之间存在致密结缔组织区域[150]。所以，在种植体植入的同期使用颗粒骨移植材料进行垂直向牙槽嵴骨增量手术以期获得大量的骨形成时，并不能预测种植体的骨结合情况[150]。因此，在需要增加超过3mm骨高度的情况下，不应该在种植同期进行骨增量手术。

关于应用于临床的最佳骨移植材料尚无定论。目前，有几种骨移植材料可供选择：自体骨（来自同一患者的口内或口外）、同种异体移植物（主要来自他人捐赠的矿化骨）、异种移植物（主要是牛骨矿物质和异质的合成材料）。自体骨由于良好的骨诱导性和传导性被认为是"金标准"。然而，也存在一些缺点限制其应用，例如吸收较快、可用量有限和患者存在骨质病变。自体移植物的生存力不强，大多数单细胞系骨细胞移植物在移植后不能存活，非活体骨在移植后7个月逐渐重塑为新生骨[151]。同种异体移植物、异种移植物和异质材料，目前，已成功应用于临床。即使在极度萎缩的上颌窦中，骨替代物也可以取代自体骨进行上颌窦提升手术[103,152]。颗粒状[153-156]或块状的[157]冻干异体矿化骨（FDBA）已经应用于骨增量手术，并取得了成功的临床和组织学效果。一项关于严重萎缩的牙槽嵴治疗的研究中，应用颗粒FDBA（添加或不添加自体骨）和双层可吸收核糖交联胶原蛋白膜技术，评估其临床结果显示使用自体骨并未提高临床效果。在7个月内完成了缺损处的新骨生成[158]。骨移植材料有效地增强了空间的支撑，这似乎是生物材料支持骨骼再生的主要机制[159]。双层（三明治）骨增量手术具有良好的临床效果，常用于治疗开裂缺损，其方法是应用同种异体松质骨移植材料（内层）和同种异体皮质骨移植材料（外层），并覆盖屏障膜[134,160]。对使用FDBA骨增量部位的组织进行形态计量学分析显示出可预测、可接受的结果：新骨形成达40％以上[153,161]。当使用自体移植物、同种异体移植物和异质骨等可吸收材料时，它们的吸收速度应与新骨形成速度相适应，否则会因结缔组织置换而导致大量骨体积的损失[162-163]。相反，大多数异种移植物不可吸收，不存在体积损失的情况[162-164]，但因此会包含在新形成的组织内，意味着新组织的生物学和生物机械特性与天然骨骼不同。这类（包含异种移植颗粒）组织的生物力学特性和对种植体周围炎的影响目前尚不清楚。建议的替代疗法为：在其他可吸收材料上覆盖矿化牛骨来维持体积[165]，且应避免对较大缺损进行增量手术时将该

类材料作为唯一移植物[166]（图8.77和图8.146）。

在不同期植入种植体的垂直骨增量手术中，使用非自支撑屏障和颗粒骨移植材料以及帐篷螺钉或微形接骨板，可防止膜和生物材料塌陷并维持骨骼的生长空间[87,121,167-171]（图8.185～图8.195）。一篇关于"帐篷技术"的综述，评估其在种植体植入时对大范围垂直牙槽嵴缺损增量的有效性，发现其可为大范围垂直牙槽嵴缺损提供可预测的功能和美学重建[172]。在垂直牙槽嵴缺损的情况下，需要进行2个阶段的手术，可以在治疗区域内插入不锈钢螺钉，使其延伸部分暴露在外，从而作为支撑性"帐篷柱"。然后，移植再水化的同种异体骨移植材料以获得所需的体积。如果支撑螺钉自发暴露，则在植入种植体之前将其取出，以便软组织在下次外科手术之前完全愈合。骨移植材料通常覆盖有可吸收的交联胶原屏障膜，可以将膜固定在下方的骨上[120]，以避免伤口愈合时颗粒状骨移植材料移位，否则可能导致骨增量位点的冠方胶原膜部分塌陷。应用固定钉和块状骨移植材料（替代颗粒移植物）可增强骨移植材料和胶原膜的稳定性。应用胶原膜和颗粒移植物时，最困难的是移植材料和膜的正确放置和固定[173]。在骨增量手术中制备骨髓腔内滋养孔的重要性尚不完全清楚[174-175]。

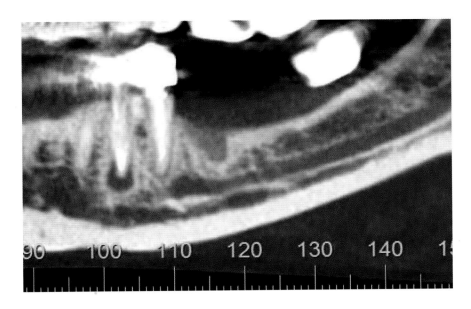

图8.176 下颌左侧后牙区的前后向切片显示最近的拔牙部位，以及下牙槽神经管与嵴顶之间距离较短。

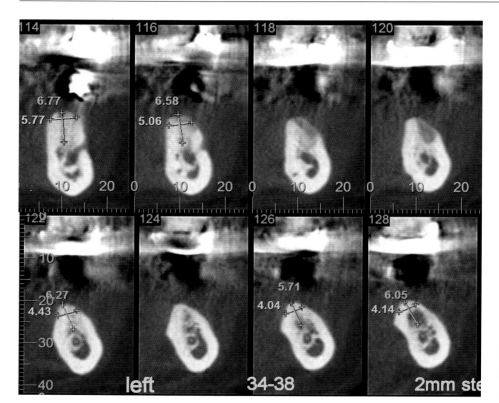

图8.177   下颌左侧后牙区的CT矢状位连续切片显示下牙槽神经管上方的骨量有限。

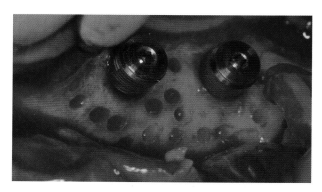

图8.178   制备骨髓腔内滋养孔后，制备牙槽骨以在磨牙部位放置2颗种植体。种植体仅部分插入现有骨中，实现了极好的初期稳定性，而冠部则暴露在外。

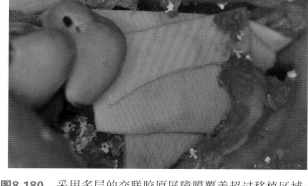

图8.180   采用多层的交联胶原屏障膜覆盖超过移植区域；第一层膜以"马鞍"状覆盖颊侧和舌侧。

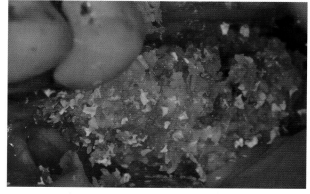

图8.179   将同种异体和异种异体移植物共同移植到裸露的种植体表面和周围的牙槽嵴上。

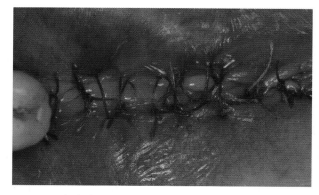

图8.181   在完成手术后缝合，内褥式缝合形成龈缘外翻，使颊舌侧瓣的结缔组织层之间紧密接触。

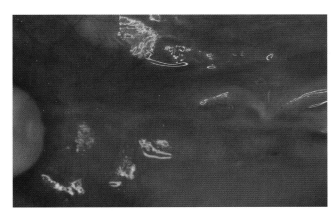

图8.182　种植体植入后6个月该区域的外观。注意软组织一期愈合，无伤口开裂或种植体自发性暴露。

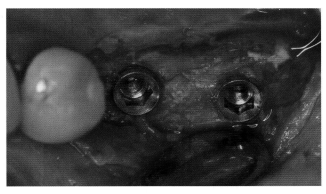

图8.184　取出种植体覆盖螺丝，并清除种植体连接处最冠方的薄层非矿化组织。种植体整个粗糙表面嵌入新形成的骨中。

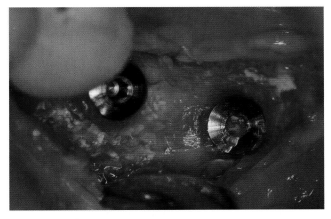

图8.183　二期种植体暴露手术时的照片。注意种植体周围的愈合情况（与图8.178相比）。

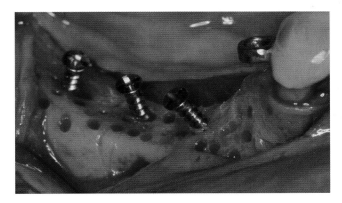

图8.186　制备骨髓腔内滋养孔后，放置不锈钢帐篷螺钉。帐篷螺钉仅部分插入现有骨中，实现了初期稳定性，而其大部分长度暴露在外，作为垂直骨增量手术的支撑。

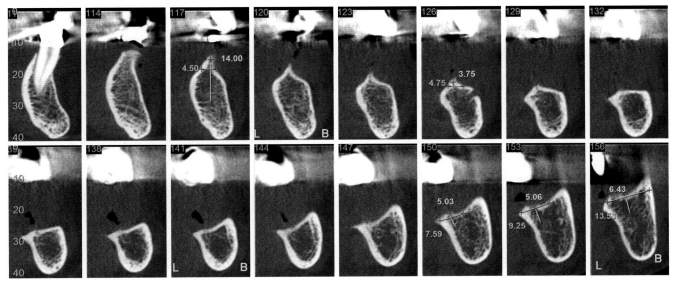

图8.185　下颌右侧后牙区的CT矢状位连续切片显示在下牙槽神经管上方的骨量非常有限，不允许种植体植入，尤其在远中区域。

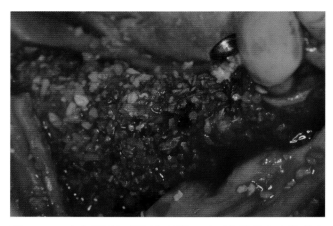

图8.187   在帐篷螺钉周围和顶部以及下方的骨上充填骨移植材料。

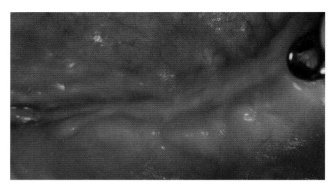

图8.190   骨增量手术后7个月，下颌右侧区整个愈合期间骨增量区域上的初期软组织覆盖保持良好。

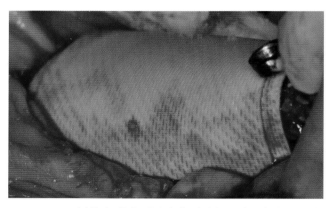

图8.188   双层的交联胶原屏障膜覆盖在骨移植材料和下方的骨上，并由帐篷螺钉支持。屏障膜以"马鞍"状放置在牙槽嵴上。

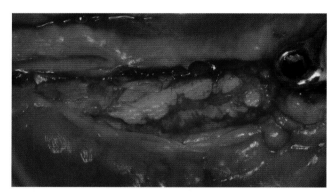

图8.191   切开后显示胶原屏障膜残余物仍在原位。

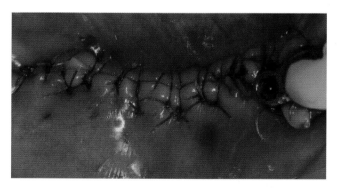

图8.189   在完成手术后缝合，内褥式缝合形成龈缘外翻，使颊舌侧瓣结缔组织层之间紧密接触。

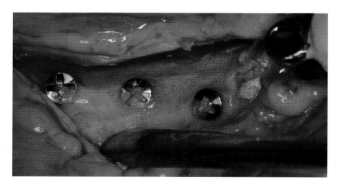

图8.192   翻瓣后，帐篷螺钉完全被新形成的组织覆盖。可见大量新组织形成（与图8.186相比）。

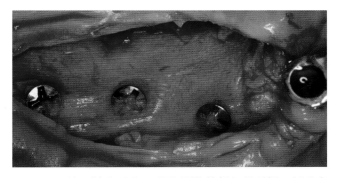

图8.193 该区域殆面观显示了3颗帐篷螺钉的顶部，新形成的组织覆盖了它们的整个范围。

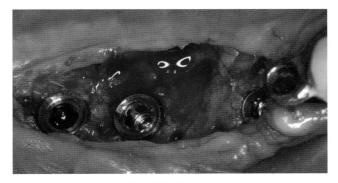

图8.194 植入增量骨中的种植体。

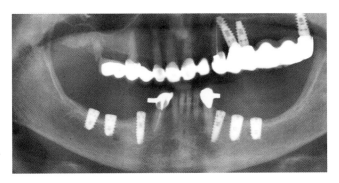

图8.195 全景X线片显示种植体植入后的两侧颌骨。

8.2.5.1 拔牙后的治疗方案流程图（图8.196）

关于拔牙后颊侧骨板的完整性，存在两种可能，即颊侧骨板完整或受损。

如前所述，当颊侧骨板完整且处于理想状态时，可以即刻种植。种植体穿龈植入可以选择进行或不进行临时冠修复和软组织一期愈合。

在非理想条件下，最好在几周后采用早期种植方案。拔牙后延迟几周后植入种植体，表现出一些与软组织愈合相关的优点。在上颌中，通过旋转腭瓣实现软组织一期愈合可促进软组织愈合。种植体可在几周后植入，如果需要，可同期行骨增量手术。

如果颊侧骨板受损，需要进行骨增量手术，则应避免即刻种植。在这些情况下，最初几周的软组织愈合有助于更好地进行翻瓣操作。在上颌中，通过旋转腭瓣进行软组织一期愈合展现出较大优势，利于软组织愈合。愈合4~8周后，根据拔牙后的CT扫描，如果完全可预测在理想位置获得种植体初期稳定性，可以同期进行种植体植入和骨增量手术。否则，最好延迟几个月植入种植体，首先考虑在不同期植入种植体的情况下进行骨增量手术，待获得足够的骨量后再植入种植体。如果需要，可在植入种植体同期再进行一次骨增量手术。进行骨增量手术时，在整个愈合过程中必须维持软组织的初期关闭。

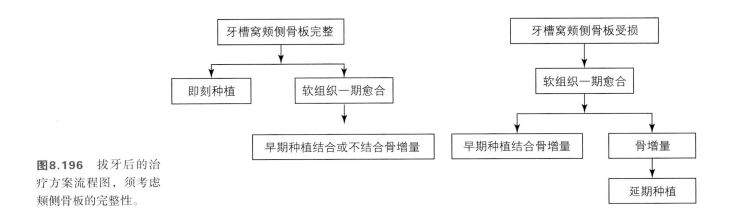

图8.196 拔牙后的治疗方案流程图，须考虑颊侧骨板的完整性。

8.3　结论

　　拔牙后3个月通常可见剩余牙槽骨的明显吸收，这一过程可能会影响种植体支持式修复的效果，尤其是在注重美学的上颌前牙区。拔牙后有不同的治疗选择，包括即刻种植、拔牙窝的软组织一期愈合后早期种植、牙槽嵴保存和牙槽骨增量手术。针对每个临床病例，应根据牙齿的位置、美学、软组织特征、感染情况、同时植入的种植体数量、可用骨量、骨缺损范围和治疗的便利性，来考量和评估治疗方案。

　　本章节讨论了不同的治疗方案，并为不同的可能性提供了科学依据，从而可为每个临床病例选择最合适的治疗方案。

第9章 牙种植体的生物学并发症：牙齿保存的再评估

Dental Implants Biological Complications: Tooth Preservation Reevaluated

Carlos E. Nemcovsky, Eyal Rosen

9.1 引言

牙医经常遇到的一个临床难题是决定是否拔除受损的天然牙并使用牙种植体来替换它，或尝试通过牙髓、牙周和修复治疗来保存受损的天然牙。多年以来，学者们反复探讨着这一争议性话题[1-3]。在现代口腔种植治疗的早期阶段，人们认为种植治疗能够为大多数患者提供可靠且不会出现并发症的解决方案，并且认为种植体的存留率超过天然牙。因此，种植牙一出现就受到了牙医和患者极大的欢迎，并且相对于对受损的牙齿进行复杂的牙周、牙髓和修复治疗，拔除受损牙齿有时并不复杂，故使用种植牙替代受损的天然牙变得日益普遍[1-4]。

另外，牙医一定要牢记种植治疗的初衷是要替换缺失的牙齿而不是天然牙，因此应该努力尝试去保存天然牙[1,5-6]。天然牙的保存需要将诸多牙周、牙髓和修复因素纳入临床决策中来，使用现代牙髓和修复治疗方法尽量保留受损的天然牙。此外，牙

医还需要衡量牙种植体的常见生物学并发症，以及患者预期的生活质量[3,7-9]。

即使采用最先进的牙周和牙髓治疗方法，某些病例的天然牙列保存也会对临床治疗有极大的挑战。然而，越来越多的证据表明，根管治疗后的牙齿能获得与种植牙相当甚至更高的长期存留率[10-11]。一篇有关牙齿和种植体长期存留率的系统综述[10]认为，天然牙和种植体的长期丧失率分别为3.6%～13.4%和0～33%。因此，种植体存留率不会超过受损但经过充分治疗和维持的天然牙[10]。

另外，从长期并发症的角度来看，种植体与天然牙相比，更易发生并发症并且需要更加细致的护理来维持其效果[12-13]以评估其与经过根管治疗的牙齿的差别。在一项纵向研究中，129颗种植体和143颗经过根管治疗的牙齿分别平均随访36个月和22个月，结果显示，虽然种植牙和经过根管治疗的牙齿的总体成功率相同，但是12.4%的种植牙和仅有1.3%的经过根管治疗的牙齿需要额外的治疗后干预，这种差异具有统计学意义[12]。

近年来，越来越多的研究评估了种植体相关的并发症，尤其是种植体周围疾病的显著性和发病程度[14]，因此更加强调了拔牙的风险并质疑使用种植牙替代天然牙的益处。而且，不断涌现的证据表明，保留经过牙髓和修复治疗的天然牙，其优势也

C. E. Nemcovsky (✉)
Department of Periodontology and Implant Dentistry, Maurice and Gabriela Goldschleger School of Dental Medicine, Tel Aviv University, Tel Aviv, Israel
e-mail: carlos@tauex.tau.ac.il

E. Rosen
Department of Endodontology, School of Dental Medicine, Tel Aviv University, Tel Aviv, Israel

© Springer Nature Switzerland AG 2019
I. Tsesis et al. (eds.), *Endodontic-Periodontal Lesions*, https://doi.org/10.1007/978-3-030-10725-3_9

很明显[4-6,15]。

最新的证据表明，牙医应尽可能通过牙髓、牙周等治疗保留受损的天然牙而避免拔除[4,15]。

本章节探讨了种植牙常见的生物学并发症，以及其后续对临床决策的影响。

9.2　种植牙的生物学并发症

种植体周围疾病可能会影响其周围的软硬组织。种植体周围黏膜炎是细菌诱导的可逆性的种植体周围软组织疾病，牙周探查时可见牙龈肿胀、出血。种植体周围炎是种植体周围软硬组织的炎症过程，是指功能性负载后发生的并伴随着进行性的牙槽骨吸收[16]。种植体周围疾病通常是宿主反应和细菌之间失去平衡的结果，这些细菌主要是革兰阴性厌氧菌。种植体周围黏膜炎可能不会导致种植体周围炎；但是很显然，所有的种植体周围炎之前都存在黏膜炎[17-21]。

近年来，这些严重的生物学并发症越来越常见。据报道，种植体周围黏膜炎的发病率约80%，种植体周围炎的发生率为28%～56%[22]。在功能性负载后10年，10%～50%的种植牙会出现种植体周围炎[23]。近期一项文献系统综述表明，种植体周围黏膜炎的患者占43%（范围：32%～54%），而种植体周围炎的患者占22%（范围：14%～30%）[24]。另一项横断面研究显示种植牙的长期存留率为91.6%。然而，33%的种植体和48%的患者会发生种植体周围黏膜炎，而16%的种植体和26%的患者会发生种植体周围炎。这意味着，11年后，1/4的患者和1/6的种植体将罹患种植体周围炎[25]。

然而，虽然牙菌斑积聚引起的细菌感染是主要的致病因素[24]，但这不是疾病产生的唯一原因。一些患者相关的、手术和修复相关的因素也会促进其发展并且使其更加严重[26-28]。

危险因素是指环境因素、行为因素或生物因素，如果这些因素存在，会直接增加患病概率；如果不存在或消除，则患病概率降低。单一因素可能不足以导致疾病的发生。因此，通常存在几个因素。危险因素可分为局部因素和全身因素[20,29]。局部因素影响细菌组成和负荷，而全身因素与个体有关，可能影响患者对疾病的易感性。目前，已经明确受试者水平和种植体水平的危险因素[30]。

全身危险因素包括现有的或既往曾罹患的牙周病、口腔卫生不良、功能障碍、遗传易感性、一颗或多颗种植体的失败史、吸烟习惯、糖尿病、免疫抑制、心血管疾病和不良种植体的维护。而在局部危险因素中，无法正确维护口腔卫生、较深的种植体周围牙周袋、种植体上部连接结构、软组织特征（角化组织）、医源性因素（粘接剂残留、种植体植入位置不当、外科手术）、种植体表面粗糙度、骨增量手术和全牙弓修复都对疾病的发展有一定的影响。

种植体植入前进行牙周治疗可降低种植体周围炎的风险。活动性牙周炎治疗结束时仍存在牙周袋（PPD > 5mm），表明种植体周围炎和种植体周围骨吸收风险较大。牙周病患者种植体周围炎的易感性增加（OR，4.1）[31]。反复发生的牙周炎是造成种植体周围炎和种植体周围骨吸收的更大的危险因素[32-34]。一些研究表明，在部分无牙颌患者中，牙周病原体可能会从牙周受损的牙齿传播到种植体周围，这意味着牙周袋壁可能成为细菌定植的储存器[35-41]。大量研究认为，在种植体植入前处理现有牙周炎非常重要[40-42]。

很多临床研究认为，种植体周围炎与牙周病之间存在正相关关系。虽然微生物引发感染，但组织破坏主要是由宿主反应引起的。遗传上倾向于过度产生促炎细胞因子的个体可能组织破坏更为严重。牙周炎（尤其是侵袭性牙周炎）患者[43]发生种植体周围炎和种植体周围骨吸收的风险更高[20,32,44]。存在牙周病史的患者，即便坚持口腔卫生维护，其种植体的长期存留率和成功率仍然较低[34]。

由于牙菌斑是主要的病因，显然种植体周围骨吸收与口腔卫生之间存在密切关系。事实上，口腔卫生条件差或没有进行有效的口腔卫生清洁的患者种植体周围炎的发生率会提高14倍[22]。在一组包含109颗种植体的23名患者中，口腔卫生维护良好的患者中只有4%罹患种植体周围炎，而没有进行良好的口腔卫生维护的患者中种植体周围炎的发生率为48%[24-45]。

研究证实，吸烟者会出现免疫反应受损。尼古丁可能会阻碍伤口愈合，龈沟液中尼古丁的浓度约是血浆中的300倍。虽然在戒烟后3~5天龈沟内血液和龈沟液的流动性有所增加，但是较高的种植体周围炎、种植体周围骨吸收发生率以及种植体失败率提示吸烟的患者具有更高的易感性，特别是在上颌[20,46-56]。在糖尿病前期和确诊为2型糖尿病的患者中，临床和影像学上种植体周围参数更差，种植体周围龈沟液中糖基化终末产物的水平更高[57-58]。

种植体植入距离太近、植入过深、过于偏颊部可能导致骨丧失。下颌种植牙有更高的OR值（OR，2.0）；从修复体边缘到牙槽骨的距离为1.5mm或更小，也观察到更高的OR值（OR，2.3）[31]。研究证实，牙医的操作熟练程度也会影响种植体周围炎的OR值（OR，4.3）[31]。粘接剂过多也似乎是一个重要的危险因素，粘接剂残留的种植牙中，约81%会发生种植体周围疾病，在同一患者中，任何一颗健康的种植牙都没有发现粘接剂的残留。在74%的种植牙中，去除多余的粘接剂种植体周围疾病就会消失。所有存在牙周炎病史的患者在有粘接剂残留的情况下都会发展为种植体周围炎[20,59-62]。

植入4颗或4颗以上种植牙的患者种植体周围炎的风险较高（OR，15.1）[31]。某些品牌和表面处理的种植体似乎比其他品牌更容易罹患种植体周围炎[31]。对于有重度牙周炎病史的患者，粗糙度较小的种植体与中等粗糙度的种植体相比，在负载后5年显示出更有利的临床参数[63]。

通过自体软组织移植增加角化组织，从而使牙龈健康状况得到改善，其特征是出血指数、牙龈指数、探诊深度和斑块指数均较低，边缘骨水平较高。然而，为增加黏膜厚度而进行的软组织移植手术并不能改善出血指数，但边缘骨吸收会变少[64]。

定期维护，包括抗感染预防措施，通常可以提高种植体及其修复体的长期存留率和成功率。种植体周围黏膜炎的治疗应被视为种植体周围炎的预防措施。将患者纳入定期维护计划可以将种植体周围炎的风险从43.9%降低到18%[65-66]。患者的依从性是预防种植体周围炎的一个基本因素[67]。

9.3　预防种植体相关的牙周并发症的措施

由于目前缺乏治疗种植体周围炎的长期疗效和循证指南，因此预防策略极为重要。预防种植体周围疾病首先要对个体危险因素进行全面评估，确定最佳的软硬组织条件，尽量地在正确的位置微创植入种植体，并定期进行临床检查和维护[29]。

患者必须意识到，种植牙比天然牙更容易罹患牙菌斑相关的疾病[8,33]。种植牙治疗不应局限于牙种植体的植入和修复，而应包括种植体的维护治疗以预防潜在的生物学并发症，从而提高长期成功率。种植体维护治疗的平均时间间隔会影响种植体周围炎的发生率。维护计划必须根据患者的风险分析进行调整，最短复诊时间间隔为5~6个月[68]。然而，必须强调的是，即使定期进行预防性维护，也可能发生生物学并发症[69]。机械去除牙菌斑不能作为预防性维护的唯一措施，因为教育患者并改变患者的行为是持续改善健康状况的基础。对于高风险患者应考虑使用化学方法来辅助机械性方法进行牙菌斑生物膜的控制。

9.4　种植体周围疾病治疗的方案选择

种植体周围炎治疗的长期效果不可预测，晚期病变常导致种植体的取出。此外，大多数治疗方案涉及外科手术，从而导致大量的牙龈退缩伴美学和功能受损。目前还没有可靠的证据表明哪种是种植体周围炎最有效的干预措施。在长期评估中，一项系统综述认为更加复杂和昂贵的治疗方法并不比非手术治疗效果更佳[70]，而非手术治疗包括简单的龈下机械洁治或与抗感染治疗相结合。超过1年的随访表明，接受干预治疗的病例都会再次发生种植体周围炎，需要进行再治疗。然而，我们仍然需要设计更精心的随访时间，超过1年的随机对照试验研究[71]。

不同的学者已经提出了不同的预防/治疗方案。其中一个方案是Lang等在2000年提出的渐进式干预支持疗法（CIST）[72]。CIST本质上是渐进的并且包含4个步骤而不是单一的措施，它实际上是根据病变的严重程度而设计的应对感染的一系列治疗措施。因此，诊断是该维护治疗计划的重要一环。

继Lang等的研究之后，2000年发表的一项研究[72]发现，对于治疗种植体周围黏膜炎，氯己定并不比安慰剂更有效，局部使用氯己定，例如漱口液和凝胶，对种植体周围疾病的抗菌作用相对有限[73-76]，试验组和对照组之间没有统计学差异。近期一项临床研究显示全身使用抗生素具有一定的作用[22]。然而，应用局部缓释抗菌装置使足够高的浓度保留至少7~10天，以使其穿透黏膜下的牙菌斑生物膜，已被证实是一种有效的治疗方法。

治疗的首要目的是成功控制感染。只有感染控制住，才可以考虑通过再生技术或种植体周围软硬组织重塑恢复种植体周围骨组织，这取决于美学因素和病变的形态特征。

然而，即使可以充填种植体周围的骨缺损[77-78]，在已经污染的种植体表面重新形成骨结合通常不容易实现[79]。尽管新骨或骨移植材料可充填骨质缺损，使射线阻射的骨密度有所增加，但在大多数情况下，这显然是一种简单的愈合过程，这种射线阻射的材料并未真正结合到种植体的表面。深在的环形骨内型缺损可以通过彻底清创、种植体表面去污和缺损重建进行治疗，而无清晰骨壁或骨上袋为主的缺损主要通过彻底的清创和根方黏膜复位的方式治疗[80]。近期一项文献系统综述显示，尽管临床治疗有很大的进步，但所有的治疗方案都不能完

全可靠地治愈疾病[81]。此外，种植体周围疾病手术治疗的主要缺点是疾病愈合后通常会导致明显的牙龈退缩，从而损害修复体的美学和功能[81]。因此，仅在非手术治疗无效的情况下才应考虑这种类型的治疗。

在晚期病例中，非手术治疗的价值相对有限，手术治疗可以有效去除炎症肉芽组织，去除种植体表面污染，有助于种植体表面改性。但是，这些治疗本身并没有解决根本问题，严格的定期维护必不可少[70]。

如果感染的临床症状没有得到有效的控制，或种植体已经失去了骨结合或有临床动度，则必须取出种植体[72]。

9.4.1　保守治疗方案

由于种植体周围炎治疗的主要目标是种植体表面的清创和去污，只有这样才有可能解决炎症问题，并且与手术干预相比，在可行的情况下，首选非手术治疗方案[22]。大多数学者建议仅在非手术治疗失败时进行手术干预。然而，患者必须充分意识到，由于牙龈萎缩，外科干预将损害美学效果并导致功能障碍[80]。因此，牙医应尽量采用保守的方法治疗早期或中期的种植体周围病变（图9.1~图9.9）。

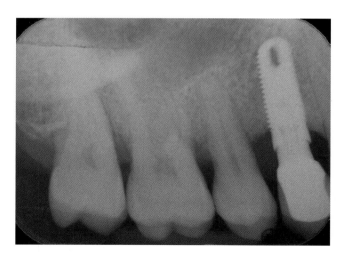

图9.1　术前根尖片显示14位点的种植体周围牙槽嵴顶吸收。

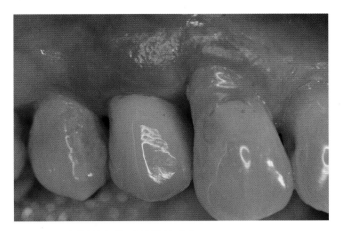

图9.2　14颊侧软组织可见明显炎症。

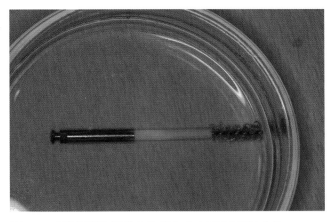

图9.5　壳聚糖刷使用前在生理盐水中至少浸泡2分钟。

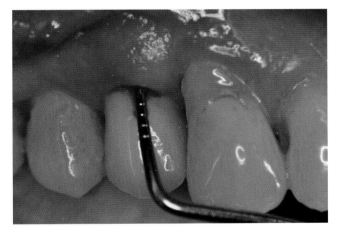

图9.3　14牙周探诊可见深牙周袋及探诊出血。

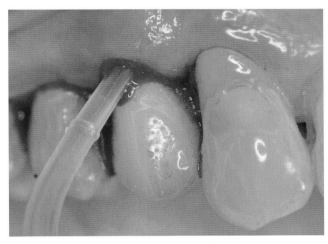

图9.6　在治疗最后，将米诺环素微球通过缓释装置输送入黏膜下。通常每颗种植体使用1～2份。

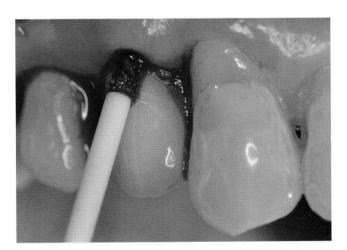

图9.4　首先，使用超声洁牙机和手用刮治器进行初步清创后，获得进入种植体周围黏膜下区域的通道。然后，使用安装在低速手机上的壳聚糖刷清洁种植体表面，同时使用生理盐水冲洗。最后，使用大量3％过氧化氢冲洗黏膜下区域。

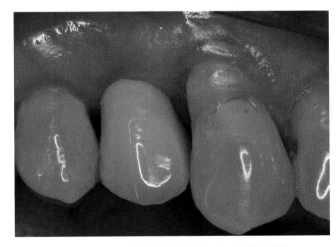

图9.7　术后4个月，种植体颊侧软组织炎症明显减轻。

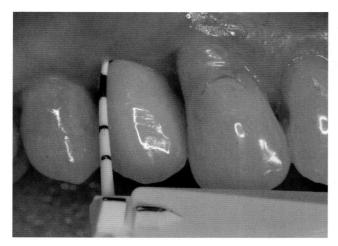

图9.8　术后4个月，使用压力敏感探针检查，可见牙周袋深度较浅，无探诊出血。

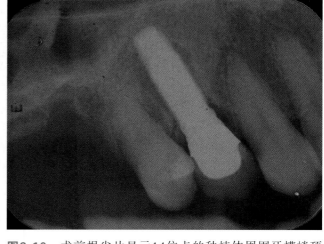

图9.10　术前根尖片显示14位点的种植体周围牙槽嵴顶吸收。

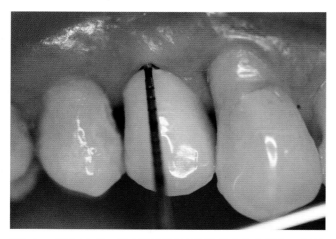

图9.9　术后6个月，种植体颊侧软组织炎症完全消失，探诊可见牙周袋深度较浅，无探诊出血。

与单独使用根面刮治术相比，非手术牙周治疗后辅以米诺环素龈下给药，能更有效地降低探诊深度，减少临床附着丧失、牙龈指数和白细胞介素-1β含量[82]以及"红色复合体"的比例与数量[83]。

龈下刮治术辅助使用局部缓释抗生素也对种植体周围炎治疗有效[7]。已有临床研究评估了与使用1%氯己定凝胶用于辅助治疗相比，应用米诺环素微球作为初期种植体周围感染机械治疗辅助手段的临床效果。氯己定组联合机械/抗生素处理不会导致探诊深度的减少，只能有限地降低出血评分。辅助使用米诺环素微球（ARESTIN®, Valeant Pharmaceuticals North America LLC, USA），探诊深度和出血指数都有所改善[76,84-86]。

对于非手术治疗的评估研究发现，尤其是轻/中度种植体周围炎的非手术治疗，清创联合米诺环素微球缓释剂可以有效地减少探诊深度，探诊出血位点、牙龈卟啉单胞菌和福赛斯坦纳菌计数均有所降低[76,84,86-87]。

近期一项文献系统综述显示，缓释的局部米诺环素微球比含有氯己定的缓释剂治疗种植体周围炎更加有效[88]。

除了其抗菌作用外，米诺环素微球作为四环素家族的一员，也具有重要的抗炎作用。其局部应用联合清创可降低细胞因子水平（白细胞介素-1β），导致血清中胆固醇、C-反应蛋白、白细胞介素-1的含量降低[82,89-90]。然而，辅助治疗的效果随着时间的推移而降低，最积极的效果是在1~2个月。在种植体周围区域重复使用缓释的局部米诺环素微球能预防再感染的风险。因此，尽管在某些情况下并且口腔卫生维护良好，单一治疗可能具有长期效果，但是由于炎症的存在，可能必须周期性地重复这种抗感染/抗炎症治疗（图9.10~图9.16）[76,84,86,91]。

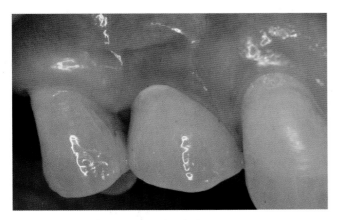

图9.11　14颊侧软组织可见明显炎症。

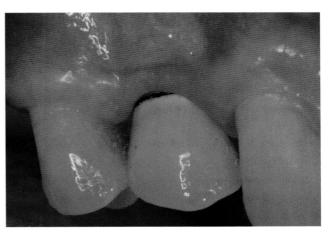

图9.14　术后6个月，种植体颊侧软组织炎症明显减轻。

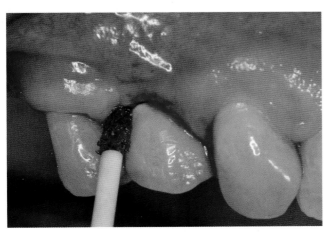

图9.12　首先，使用超声洁牙机和手用刮治器进行初步清创后，获得进入种植体周围黏膜下区域的通道。然后，使用安装在低速手机上的壳聚糖刷清洁种植体表面，同时用生理盐水冲洗。最后，使用大量3%过氧化氢冲洗黏膜下区域。

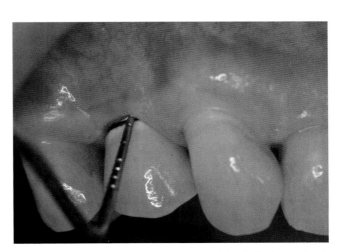

图9.15　术后6个月，探诊显示牙周袋深度较浅，无探诊出血。

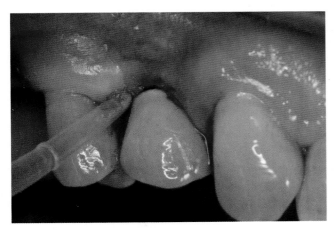

图9.13　将米诺环素微球输送入黏膜下。

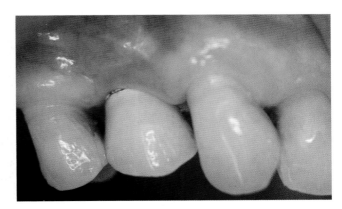

图9.16　术后2年，种植体颊侧软组织炎症完全消失。虽然只进行了一次治疗，但是由于良好的口腔卫生和维护，软组织炎症没有复发，不需要再治疗。

预防始终是最好的治疗方法。基于每名患者的风险评估，当存在炎症和种植体周围骨丧失，建议使用3种联合维持治疗方案（DDA），即清创、去污、抗感染/抗感染治疗。清创术通常使用超声波洁牙机和手用刮匙进行，其治疗作用主要是清洁和冲洗黏膜下区域，便于去污装置进入。牙结石在钛表面上粘接力相对较小，因此建议仅与种植体的金属表面轻微接触。由于种植体表面刮治，钛颗粒有可能释放到软组织中，这些异物可能会进一步导致炎症甚至骨吸收[92]。

清创可以联合应用次氯酸钠凝胶和活化装置来进行[93-94]。然而，3%过氧化氢[95-96]的大量冲洗、去污联合黏膜下用壳聚糖刷（LABRIDA– BioClean®，AS OSLO Norway）也取得了良好的临床效果。壳聚糖是一种可完全吸收的生物材料，由虾壳、蟹壳等海洋甲壳类生物的外壳制成，经过化学改性，不具有过敏性，可具有一定的抗炎特性。一旦出血停止，将米诺环素微球输送入黏膜下。但是，由于米诺环素微球的效果在使用后3个月大幅降低，因此在观察到复发的情况下，主要是炎症的临床症状再次加剧的情况下，该治疗过程可能要重复进行（图9.17～图9.24）。

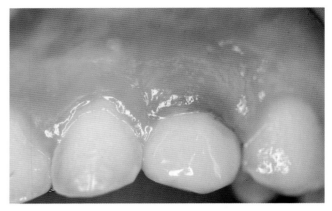

图9.18　在23区域的种植体支持式修复体周围明显有炎症的临床症状。

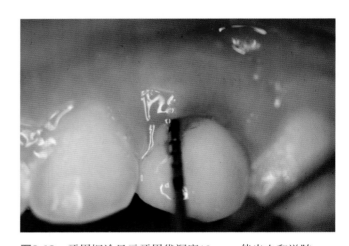

图9.19　牙周探诊显示牙周袋深度10mm，伴出血和溢脓。

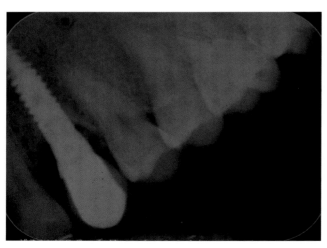

图9.17　术前根尖片显示23种植体牙槽嵴顶初始骨吸收。

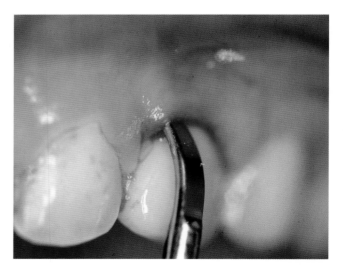

图9.20　种植体周围黏膜下区域采用超声和手动器械进行清创，获得进入暴露的基台和种植体表面的通道。

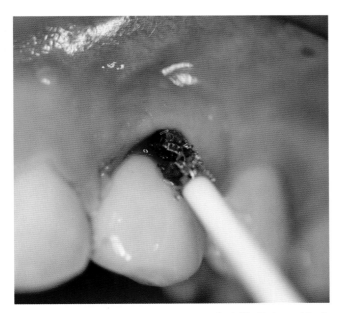

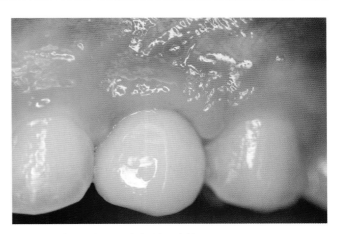

图9.23　术后6个月，炎症明显改善。

图9.21　使用安装在低速手机上的壳聚糖刷（300转/分钟），进一步清洁种植体周围的黏膜下区域，大量生理盐水冲洗，并使用带有钝头针头的注射器冲洗3%过氧化氢。

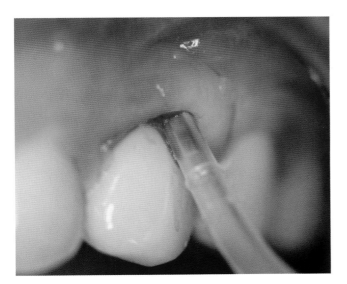

图9.22　将米诺环素微球通过缓释装置输送至种植体周围的黏膜下区域。

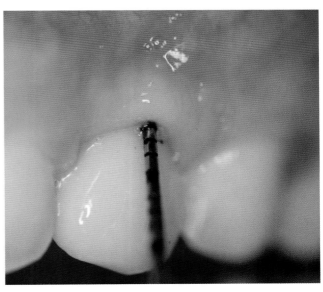

图9.24　6个月后，与术前（图9.19）相比，探诊深度显著减少，探查时没有出血或溢脓。

9.4.2　种植体周围疾病的重要性及其对临床决策的影响

种植牙的诞生给临床决策者提供了更多的选择，它可以实现以前所不能达到的美学和功能效果[97-98]。然而，近年来，种植体周围疾病比先前预期的更为常见，而且它们的预防和治疗较为复杂，现有证据表明，其治疗效果也不可预测[14]。此外，疾病的发展可能会给患者的生活质量带来很大的影响[1,12,99]。

随着与种植体相关并发症的报道不断涌现[14]，在过去几年中，越来越多的牙医已经开始重新审视对待天然牙的方式。他们已经认识到，简单地拔除天然牙并使用种植体进行替代并不总是最好的选择，需要更加慎重地考虑治疗方案。此外，随着种植体相关疾病的治疗方案的不断改进，牙医更倾向于采用更保守的治疗方案，其中包括尝试通过牙髓、牙周和修复的方法来治疗难以保存的牙齿[3]。对于高风险患者，拔牙和种植体植入并不一定是真正明确的解决方案，可能只是将一个问题替换为另一个问题。在患有种植体周围疾病的大量病例中，感染的临床症状可能无法通过任何手段控制，并且种植体由于丧失了大量的骨质而需要取出。这种大范围的骨缺损通常难以治疗，并且在新的种植体植入前需要进行骨增量手术（图9.25～图9.41）。

近年来，随着对疾病本质及其机制认知的不断深入，微创手术也日益在现代牙科中普及，治疗更趋于保守化[100-101]。微创牙科学可以被定义为"对人体健康组织系统性地、保守地处理"，并且牙医逐渐认识到人体健康组织的生物学价值高于替代物[102]。

第6章回顾了现代牙周再生治疗技术。随着对牙髓病理解的不断深入和现代牙科技术的进步，例如牙科手术显微镜[103]、电子根尖定位仪[104]、现代成像系统[105]和超声器械[104,106]的使用，牙髓病学进入了新的时代，牙医拥有了预测和治疗以前那些认为无法治愈的牙齿的能力[4]。

此外，现代根管治疗技术包含一系列非手术和手术治疗方法，能更好地处理器械分离[107]、牙根穿孔[5-6]、牙根吸收[108]和牙折[109]等并发症。

这些现代牙髓治疗技术基于"微创牙科"的理念。例如，近期研究认为对于龋坏露髓的成熟恒牙，可采用直接覆髓术处理，而非传统的根管治疗术[110]。此外，"再生牙髓病学"是牙髓病学的新领域，旨在为死髓年轻恒牙的处理提供替代方案。牙髓再生技术基于以下假设：再生的功能性牙髓组织最终能够替代受损的组织结构，并能够使牙本质、牙根等继续发育[111]。然而，尽管这些现代"微创"牙髓治疗技术似乎具有美好的应用前景，但是目前仍然缺乏坚实的科学依据。近期一项系统性文献综述显示，目前关于牙髓再生治疗的最佳临床治疗方案仍未形成共识[112]，牙髓再生治疗结果仍无法预测[113]。

临床决策应基于可靠的科学证据，牙医在制订治疗计划前应仔细评估新的治疗方式[4]。然而，大量研究证实，很多现代牙髓治疗方法，可以让受损的牙齿和复杂的病例取得可预期的治疗结果，例如通过根管外科技术可以成功治疗传统根管治疗术不能保留的牙齿[114]。此外，迄今为止，大多数经过完善根管治疗和修复治疗的牙齿可以存留多年并且正常行使功能，牙齿最终拔除也通常是由于一些与牙髓治疗并不相关的并发症，例如牙周或修复并发症[4,115-116]。当治疗计划合理且处置恰当时，经牙髓治疗的牙齿和牙种植体具有相似的存留率[11]。但是，由于拔牙并不可逆，并且任何一种保留天然牙的技术或种植牙技术都无法保证成功，因此这两种治疗方式应相互补充，而不是相互竞争[4,11]。

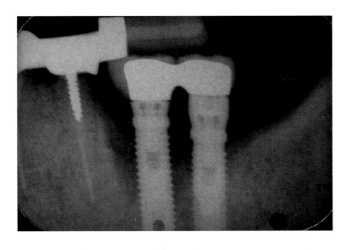

图9.25 根尖片显示下颌左侧2颗远端种植体周围的骨质大量丧失。

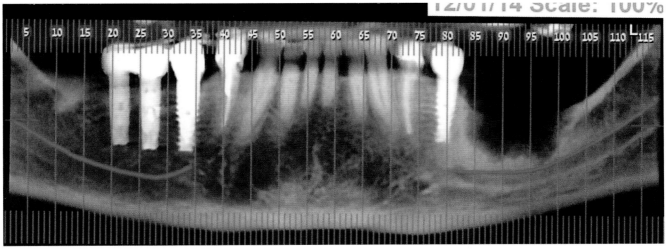

图9.26 CT扫描全景。种植体已经取出，留下大范围的骨缺损，根方延伸至下牙槽神经的邻近区域。此外，35已被拔除并由种植体支持式修复体替代。

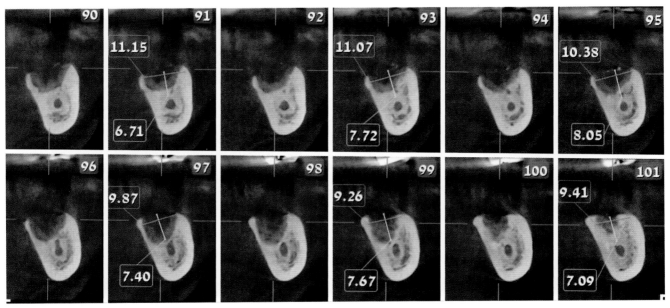

图9.27 种植体取出后的CT扫描连续层面显示存在垂直骨缺损，因此不能植入种植体。放置新种植体前必须采用垂直骨增量手术。

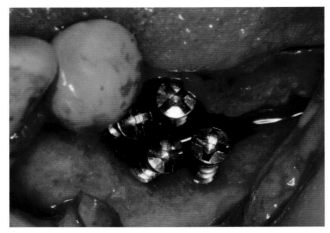

图9.28　已放置4颗帐篷螺钉，将冠方部分暴露以用作垂直骨增量手术的支撑。

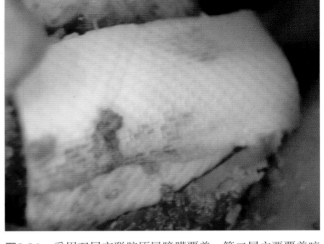

图9.31　采用双层交联胶原屏障膜覆盖，第二层主要覆盖咬合区。

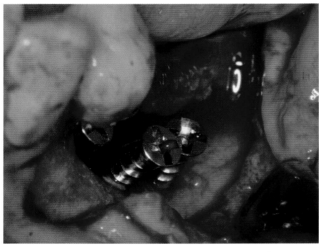

图9.29　帐篷螺钉放置到位。螺钉只有一部分在自体骨内。

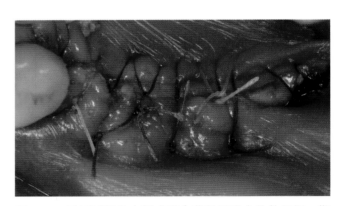

图9.32　通过减张和内褥式缝合获得无张力的软组织一期愈合。

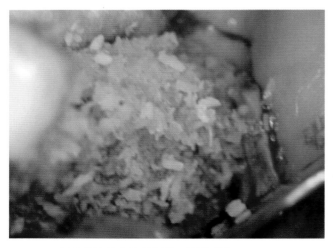

图9.30　应用颗粒骨移植材料并覆盖帐篷螺钉。

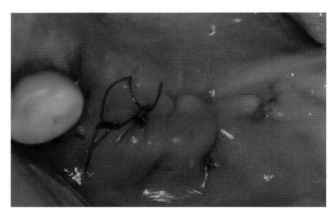

图9.33　2周后术区照片，可见软组织一期愈合。

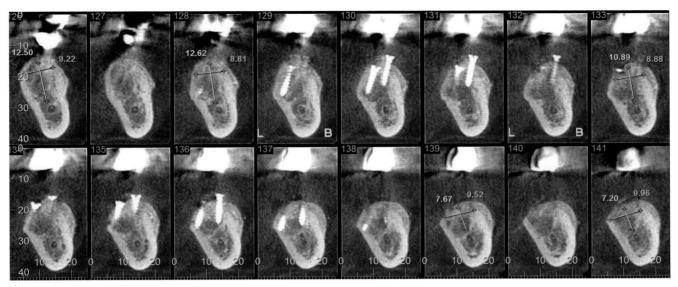

图9.34　骨增量手术后7个月，CT扫描连续层面显示垂直向硬组织显著增加，几乎覆盖了整个帐篷螺钉的范围，适于植入种植体（与图9.27相比）。

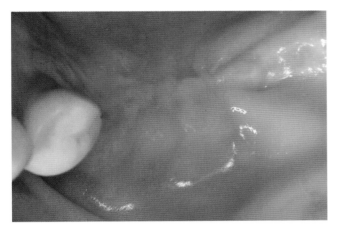

图9.35　种植体植入时牙槽嵴的状况表明在整个愈合期内，骨增量区域的软组织呈一期愈合。

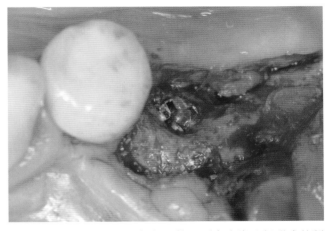

图9.37　已取出3颗帐篷螺钉，第四颗完全嵌入新形成的硬组织中，甚至螺钉头部已被覆盖。

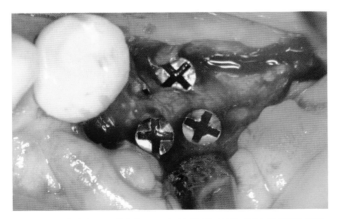

图9.36　与图9.28和图9.29中的骨增量手术时的情况相比较，翻瓣后可见帐篷螺钉完全被新形成的硬组织覆盖。

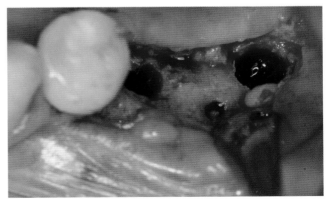

图9.38　移除帐篷螺钉并准备植入种植体。注意新形成的硬组织的质量。

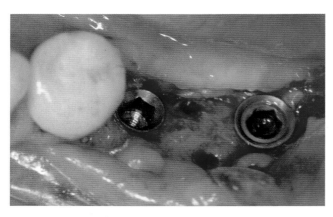

图9.39　植入种植体。

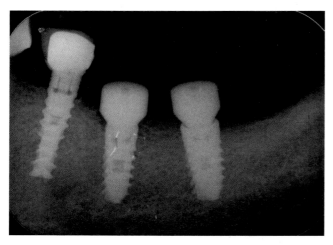

图9.40　种植体植入后3个月的根尖片显示种植体与周围组织形成了良好的骨结合。

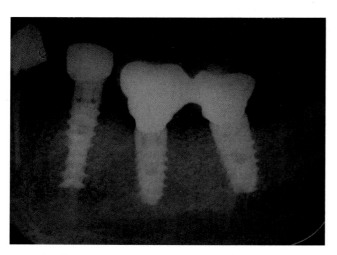

图9.41　修复1周后根尖X线片显示状况稳定。

9.5　结论

牙科治疗的主要目标是使牙列长期行使功能并为患者提供良好的生活质量[4-6,15]。牙医在使用种植牙替代受损的天然牙之前应仔细进行评估[4,11]。现代牙髓、牙周和修复治疗方法能够有效地处理并保留受损的天然牙[4-6]。此外，由于种植体周围疾病和并发症的存在，在大多数情况下，牙医必须在考虑所有的治疗方案并且明确预后不佳或治疗无效时，才能选择用种植牙替代天然牙[3-6,15]。

我们衷心希望这种保守的牙科治疗理念以及天然牙的保存治疗方法会受到更多关注，取得更大进展，从而为牙医和患者带来更多益处。借此，牙医将面临更少的、与种植体相关的并发症和医疗法律诉讼，并且患者的长期满意度和生活质量得到显著改善。

第10章 牙髓与牙周病变的临床决策：将临床因素与患者意愿相结合

Integration of Clinical Factors and Patient Values into Clinical Decision-Making in the Management of Endodontic-Periodontal Lesions

Igor Tsesis, Russell Paul, Eyal Rosen

10.1 引言

自20世纪90年代早期引入循证医学的概念以来，医学界便开始将最有价值的科学证据纳入指导临床实践的决策过程中来[1]。各学术团队和专业委员会也致力于提高医疗保健临床决策的质量及全球推广应用。

牙髓－牙周病变治疗的临床决策非常复杂，在疾病的诊断、治疗计划和预后评估等方面给医生提出了重大的挑战。在这个可以利用循证医学来进行决策的时代，医生通常倾向于利用科学证据作为指导来处理这些复杂的临床病例。

循证医学在指导医生进行临床决策时，通常假设某种疾病对所有患者来说都是所谓的"常见病"，但对于某一特定的患者来说，该假设并不一定能指导医生做出最佳的临床决策。虽然人们普遍可以接受这种决策方法，但更为重要的是治疗对象是患者而不仅仅是疾病[2-3]。实际上，医生的临床决策往往缺乏对患者个体偏好和意愿的考量[4]。为了将循证医学证据转化为临床实践，医生需要判断如何将证据应用于患者个体[5]。

全面的牙科治疗计划，通常包括拔牙和义齿修复。虽然这种治疗计划有时是"正确的"，但可能并不适合存在特定临床问题的患者（图10.1）。

医生需要牢记的是，虽然牙科治疗的终极目标是保存天然牙，但在某些情况下拔牙可能是最好的治疗选择。另外，医生还需要全面考虑是否进行根管治疗，因为某些情况可能是根管治疗的禁忌证，例如患者依从性差、患有帕金森病、震颤或痴呆的患者。医生必须考虑到保存牙齿的合理性[6]。

尽管人们普遍认为循证医学在临床决策中具有巨大的价值，但如果医生能理解研究证据与患者个人意愿之间存在的差距，并予以相应处理，则其临床实用性会进一步提高[7]。从严谨的随机对照研究中获得的数据可能并不适用于个别患者，从不同分组患者中得出的平均结果应用到单一患者身上必然存在问题[7-8]。

此外，患者自身参与决策过程的意愿也存在显著差异，包括从将所有责任和决策权都授予医生的"传统患者"，到更喜欢参与决策过程的"现代患者"，后者意味着医生和患者共同参与评估及选择首选治疗方案[9]。

在临床决策中，根据经验来评估每种治疗方案的可能结果非常重要。然而，也需要将患者的偏好和意愿纳入指导决策的过程中[4,9-10]。患者自己的意愿和偏好可能决定着如何将循证依据应用到患者身

I. Tsesis (✉) · R. Paul · E. Rosen
Department of Endodontology, School of Dental
Medicine, Tel Aviv University, Tel Aviv, Israel

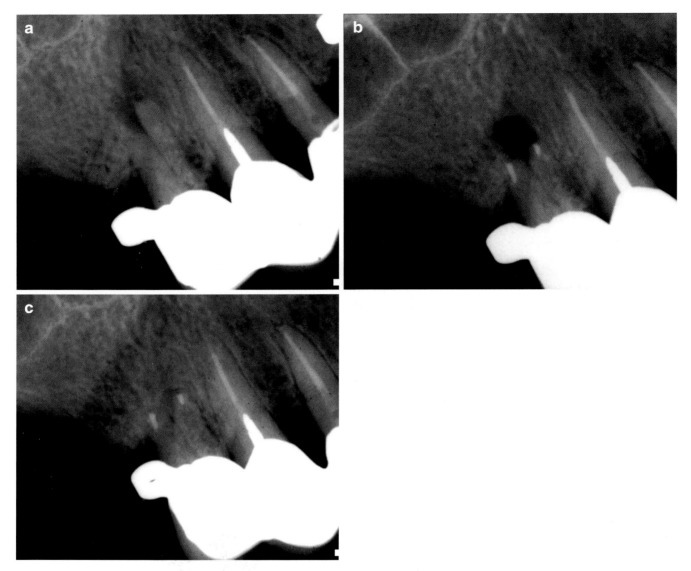

图10.1　老年女性患者，因上颌颊侧前庭沟疼痛和肿胀就诊。该患者对现有固定修复体较为满意，仅要求处理疼痛问题。X线片显示上颌第一前磨牙根尖周透射影，牙根远中牙槽骨吸收。与患者讨论后，为保留现有修复体，决定进行根管外科手术。（a）术前X线片。（b）术后即刻X线片。（c）随访1年，根尖周病变完全消失。虽然患牙远中仍存在牙周缺损，但患者无症状，对治疗结果满意。

上（图10.2）。

　　"患者偏好"和"患者意愿"这两个术语之间存在着微小但至关重要的区别。"患者偏好"可以定义为患者认为各种健康结果重要性的排序。"患者意愿"可以定义为一个人对信念、愿望和期望的正确或错误的看法。意愿并不特指某一具体内容[11]。

　　患者的自主权和观点应得到尊重[7]，目前普遍认为患者在治疗决策中应当具有发言权[12]。患者应充分了解病情，治疗方案应清晰、客观地传达给患者，因为主观性和个人意愿可能会影响到决策过程[13]。

　　虽然在临床实践中需要患者自主决策，但如果医生提供的信息有倾向性，可能会影响患者对于治疗方案的选择，且医生的决策风格也会影响患者的偏好[14]（图10.3）。

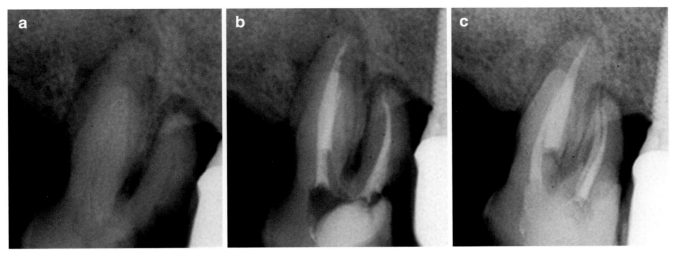

图10.2　该患者主诉为上颌第一磨牙不适。临床和影像学检查发现，患牙牙髓坏死伴根尖周炎和重度牙周病。由于患牙预后不佳，因此建议拔除，但是患者拒绝拔牙，并愿意承担所有治疗费用。与患者讨论后，为了尽可能地保留患牙，决定进行根管治疗。（a）术前X线片显示患牙存在广泛的牙槽骨吸收。（b）术后即刻X线片。（c）治疗后随访2年。虽然患牙长期预后仍不确定，但治疗结果与患者预期相符。

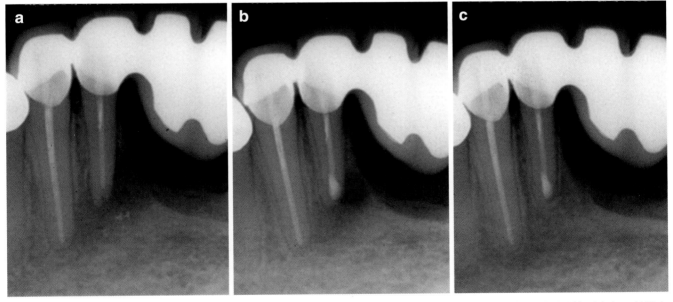

图10.3　该患者下颌前牙区存在大范围修复体。下颌侧切牙唇侧可见窦道，并探及深牙周袋。尽管患牙预后并不确定，但是在与患者讨论包括拔除侧切牙在内的可选治疗方案后，最终患者选择了通过根管外科手术保留患牙。（a）术前X线片显示下颌侧切牙近中存在广泛的牙槽骨吸收，根尖周组织与牙周组织相通。（b）术后即刻X线片。（c）治疗后1年，根尖周病变完全愈合，可见新骨形成。

在一项研究中[14]，牙科学院一年级学生扮演患者角色，所有学生都被告知某颗牙根管治疗失败，并要求其从两种治疗方案中进行选择，结果显示具有偏向性的陈述会显著影响学生对于治疗方案的选择。因此，如果治疗方案陈述时偏向于某一方案，患者更有可能选择该治疗方案。

对医生来说，能够意识到患者的偏好与医生自己的方案不同是非常重要的[15]。尽管人们普遍认为，患者自己是最适合评估治疗方案利弊的人[16-17]，但是患者的自主权本身并不是治疗的依

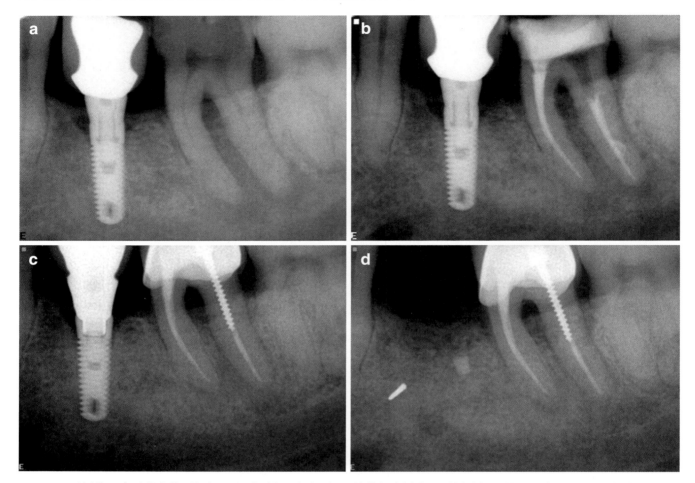

图10.4 下颌第二磨牙的术前X线片上可见深龋，牙髓已坏死并伴根尖周炎，牙周破坏已累及根分叉。（a）术前X线片。（b）根充片。（c）术后随访1年拍摄的X线片。患牙已无任何症状，根尖周病变明显缩小，但是根分叉病变无明显变化。（d）术后随访4年拍摄的X线片。患牙无任何症状，根尖周病变已愈合，根分叉病变无明显改变。邻近的种植治疗失败（折断的钻针可能是取出种植体时所致）。

据，也没有给予患者选择不恰当治疗方案的权利[18]。

患者心理或情感上的考量可能会导致其选择看似不合理的治疗方案，有时患者对某种治疗的偏好并不是基于理性考虑，而是由于恐惧或其他心理原因[18]。

患者的偏好受以下因素影响：人口统计学变量（年轻、受教育程度较高的患者，尤其是女性患者在决策过程中更加积极）；疾病和既往治疗史；疾病的诊断和健康状况；需要做的决策类型；对自身状况的了解程度、参与态度以及与卫生专业人员的互动和关系[17]。患者对医生的检查方式、个性以及

个人能力的印象也是影响治疗接受程度与参与决策过程意愿的因素[19]。

有研究对患者的意愿和医生的认知程度进行调查，结果发现医生的认知程度与患者的意愿不相符[20]。虽然研究表明医生低估了患者所需要的信息量，但是对于患者参与治疗决策的意愿，以及患者参与偏好的影响因素目前还不太清楚[17,21]。

患者和医生通常对于治疗具有不同的看法及偏好，因为两者是从不同的角度看待治疗。这些偏好之间差异的方向和程度似乎并不一致，并可能随着所关注的临床条件而变化[22]。无论患者希望如

何参与决策，医生都有必要了解患者对于治疗及其潜在风险、收益的认知，以便将这些因素纳入决策中[5]。

患者在选择治疗方案以及临床决策中作用还受经济条件的影响[16]。治疗费用是影响患者意愿和偏好最重要的因素之一。在很多病例中，治疗费用与治疗效果、人文结果同样重要。对于积极参与治疗决策过程的患者，医生应与其认真讨论治疗费用[23-24]。

与疾病相关的费用由三部分组成：直接费用、间接费用和无形费用。与疾病相关的直接费用是指为了治疗疾病而必须支付的费用，包括诊疗费和非医疗费用（与疾病诊疗相关的非医疗服务费用，例如交通费或差旅费）[23]。间接费用是由于工作时间、空闲时间的损失，或缺勤而产生的费用。因为疾病而损失工作时间都被认为是生产力的损失[25]。最后一种费用类型，称为无形费用，即患者心理方面的痛苦和不适[26]。这是以痛苦、煎熬或生活质量降低等形式所付出的代价，都需要由患者、亲属和与患者关系密切的人来承担[27]。

因此，治疗费用与患者支付昂贵治疗费用的经济能力可能会影响其决策过程。

有研究认为家庭年收入较高的患者选择通过牙髓治疗而保留后牙的概率较高[15]。

人群中遗传、文化、环境、医疗设施等差异和个体差异（年龄、并发症、既往或当前所接受的治疗、非生物学因素）可能会使某一研究样本所得出的结果，并不能转化到个别患者身上[7-8]。

近年来，世界人口的预期寿命有所增加，老年人口数量增加。各种调查表明，越来越多的成年人在进入老年阶段后仍保留部分牙齿[28]。人们普遍认为，如果能有效控制感染，对于老年人与青年人，两者根管治疗的预后并无差异。高质量根管治疗在老年人身上可取得与青年人同样的效果[29]。

然而，对于受损的、增龄性改变的牙齿，控制根管感染可能存在一定的技术挑战[6]。老年患者的牙髓组织会出现不同程度的改变[30]，例如牙髓组织纤维化、血管化减少[31]使根管治疗变得更加困难[28, 32]。

总之，尽管医生在临床决策中存在个人偏好，但是患者的意愿应在临床决策中发挥非常重要的作用[15]（图10.4）。

在这种以人为本的方式中，患者可以动态的感知情境，并与医生交流合作，做出最令患者自己的治疗决策，从而在患者个人的意愿与医生的专业意见之间取得平衡。